イラスト図解

感染症と世界史

人類はパンデミックとどう戦ってきたか

河合塾世界史講師
神野正史 監修

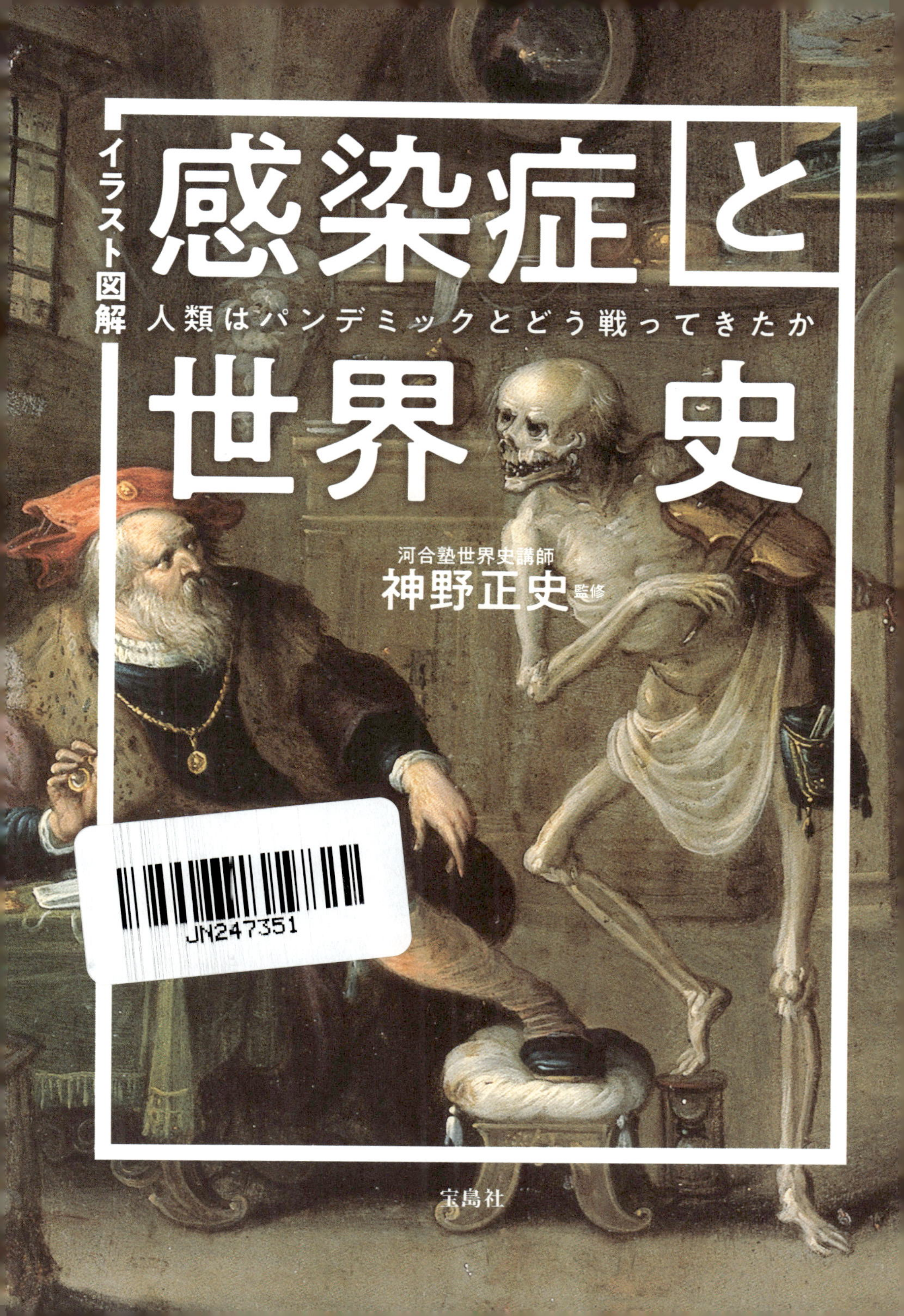

宝島社

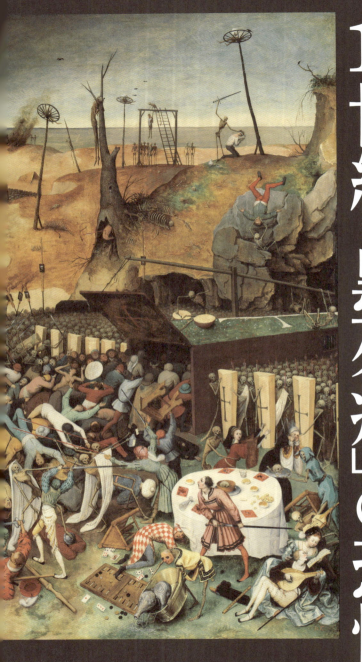

『死の勝利』に見られる14世紀「黒死病」の恐怖

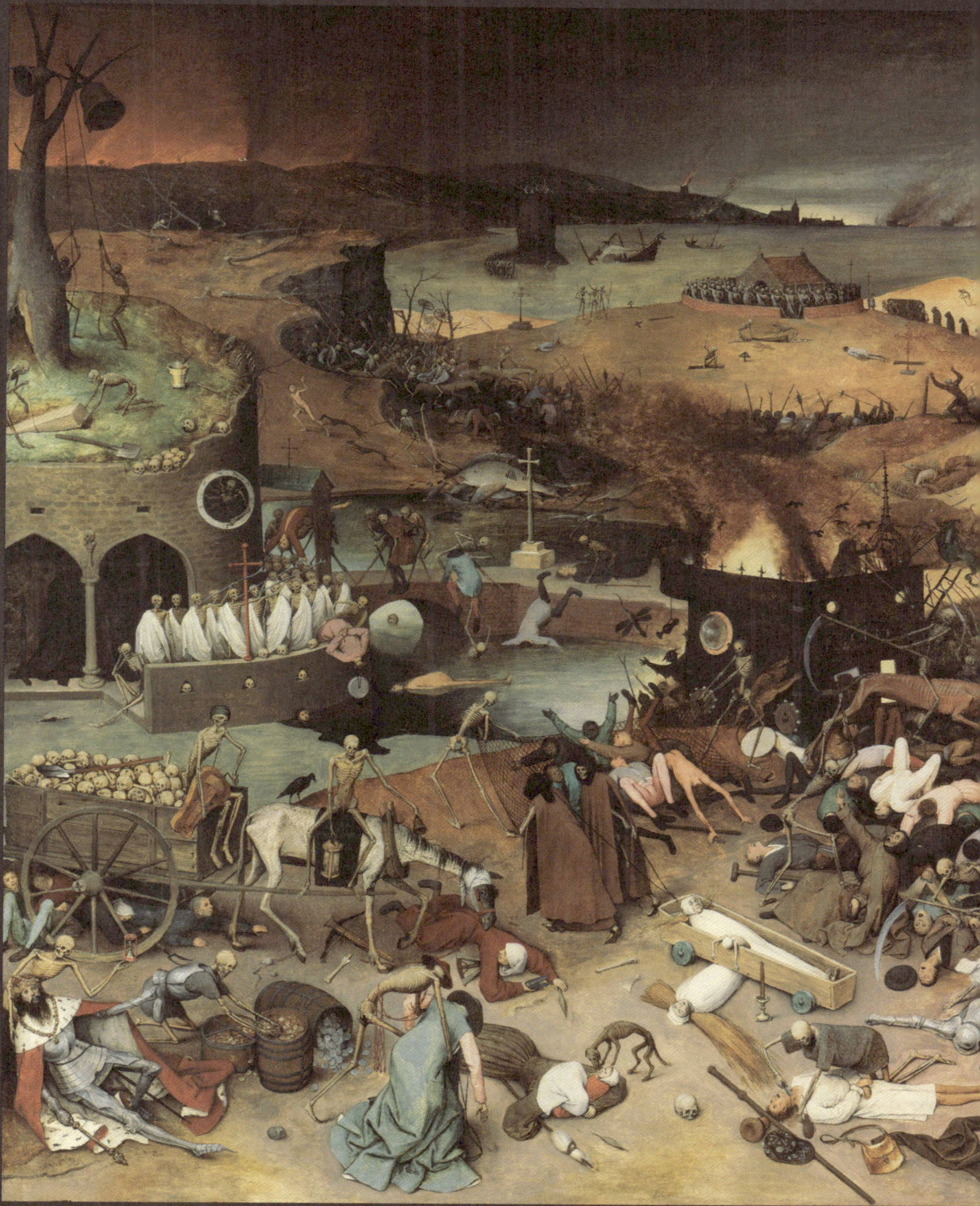

1562年頃制作。縦117センチ、横162センチ。ピーテル＝ブリューゲル（1525頃～1569年）はフランドル（おもに現在のベルギー）の画家。死の象徴である骸骨に蹂躙（じゅうりん）される「死に対する恐怖」を表現しているといわれます。

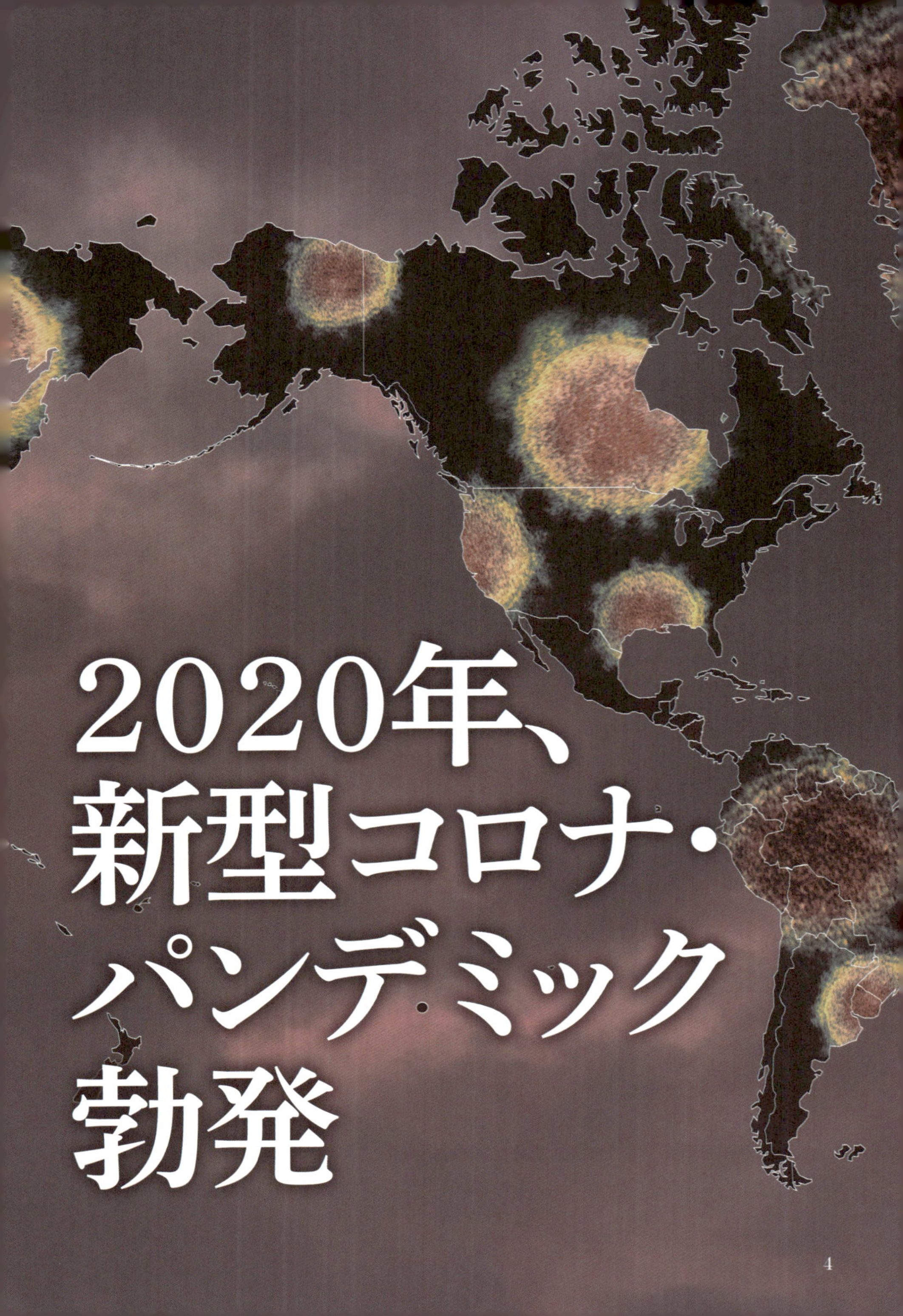

2020年、新型コロナ・パンデミック勃発

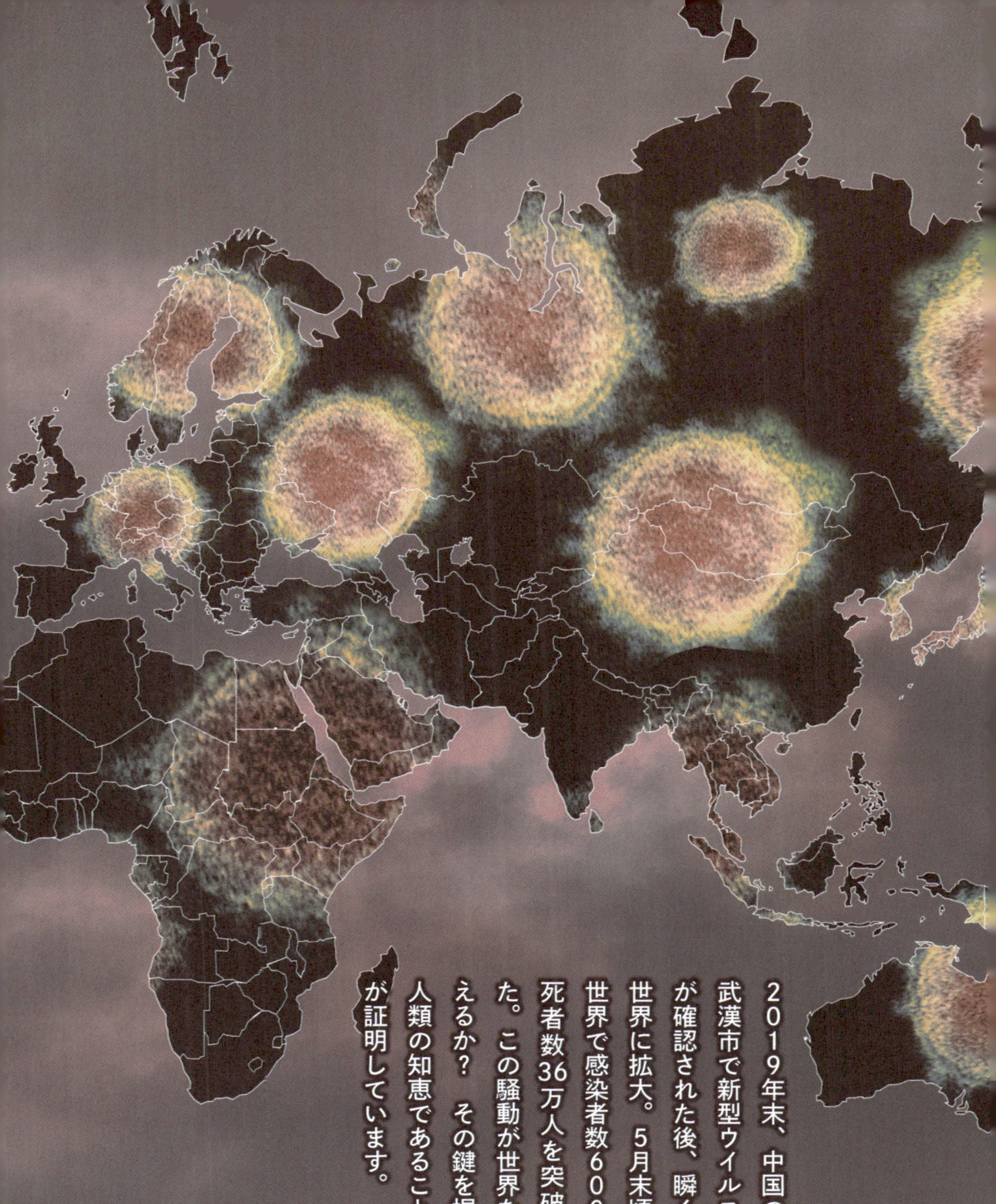

2019年末、中国の湖北省武漢市で新型ウイルスの発生が確認された後、瞬く間に全世界に拡大。5月末頃には全世界で感染者数600万人、死者数36万人を突破しました。この騒動が世界をどう変えるか？　その鍵を握るのが人類の知恵であることは歴史が証明しています。

はじめに

歴史を学んでいると、歴史にはいろいろな特性・共通点・法則性があることに気付きます。

その1つが「歴史には〝流れ〟というものがある」ということ。

それは、動かない時には誰がどんなに望もうが暴れようがテコでも動かないのに、ひとたび動き始めれば、今度は誰がどんなに止めたいと願おうともその〝潮流〟を止めることは何人たりともできません。

「できない」どころか、歴史の流れに逆らう者は、それがどんな偉大な帝王だろうが例外なく歴史によって抹殺され、どんな大帝国であろうがたちまち崩壊します。

逆に、歴史の流れに乗る者は繁栄を謳歌することを約束されます。

この歴史が動かない時代がいわゆる「泰平の世（平和な時代）」といわれ、動く時代が「乱世（激動の時代）」と呼ばれます。


これを現代日本に当てはめれば、今がまさに「泰平の世」に当たります。

しかし、泰平の世が半世紀以上続くことは古今稀ですから、もはやいつ動乱期に入ってもおかしくない頃ではあります。

しかし、泰平が破られる時は、じつは〝契機〟が必要なのです。


たとえば。

「乱世（戦国時代）」を終わらせ、世を「泰平」に導いた徳川幕府も、開幕から百年もたつと武士は堕落し、政治は腐敗し、社会は紊乱し、経済は破綻し、すべてがガタガタになっていきました。

しかしながら、それでも（少なくとも表向きは）「泰平」が続きます。

「世直し」と称してどれほど一揆が起ころうが、乱が起ころうが。

冒頭で申し上げましたように、歴史というものは動かない時にはテコでも動かないためです。

ところが、「たった四杯の上喜撰（黒船）」がやってきただけで、幕府はたちまち崩壊し始めて「幕末維新」の乱世に突入、三百年の泰平を守り、何をしてもビクともしてこなかった幕府がそのたった14年後に倒れるなど、この時点でいったい誰が予想しえたでしょうか。

歴史というものは、ひとたび動き始めたらその動きは人間の想像をはるかに超えて速い。

こうした歴史を踏まえたうえで、現代日本を照らし合わせた時、「腐敗が社会の隅々にまで蝕みながら、表向きは泰平を享受している」という点において黒船来航直前の徳川幕府そっくりです。

あとは「契機」さえあれば、日本はふたたび幕末維新の頃のような動乱期を経て、新時代へと向かっていくでしょう。

「まさかそんなこと……」と思われるかもしれませんが、幕末の人々も幕府が亡びるなんて「まさかそんなこと……」と思っていました。

その時、この歴史の新しい潮流に逆らう者、逆らわないまでも理解できない者、ついていけない者はすべて例外なく歴史の渦に呑み込まれて沈んでいき、この流れを敏感に察知し、これに乗った者だけが新時代を生きる資格が与えられることになります。

維新期にも、新時代の到来をどうしても受け容れられなかった者たちが各地で叛乱を起こしました（士族の乱など）がことごとく亡ぼされました。

これは、直接的には「明治政府によって」ですが、もっと大きな歴史的潮流から見れば「歴史の流れに逆らったために歴史によって葬られた」のです。

閑話休題。

今、我々はまさに「黒船」を目の当たりにしているのかもしれません。

いうまでもなく「新型コロナウイルス（SARS‐CoV‐2）」のことです。

これまで人類は数限りないパンデミック（感染症大流行）を経験してきましたが、パンデミックが歴史を動かす「契機」となったことは珍しくありません。

戦後70有余年におよぶ「安定期」はついに終わりを遂げ、こたびのパンデミックが激動の新時代幕開けへの〝鯨波(げいは)の第一声〟となるかもしれません。

事が起こってから対処を考えたのではすべてが後手後手に回って対応できません。

事が起こる前に入念に調べ、準備しておいた者だけが〝時代の荒波〟を乗り越えることができ、ただ自己の境遇を嘆くだけで自らは動かず、他者に責を求めながら他者の援(たす)けを待つだけの者は、歴史の渦に呑み込まれていくことになります。

では、我々が「アフター・コロナ」という新時代を生き延びるためにはどうすればよいのでしょうか。

――歴史から学ばぬ者はかならず亡びる（W＝チャーチル）

慧眼(けいがん)チャーチルもいっているように、「歴史から学ぶ」ことです。

現在の学校教育では「〝歴史を理解できていない歴史教師〟によって徹底した丸暗記教育」が施されている惨状がありますが、本来、歴史というものは暗記するものではなく「体感するもの」「理解するもの」、そうすることで「過去と比較して今我々の生きる現在を知り、先人の経験から災難・試練を乗り越える教訓を学び取る学問」です。

パンデミック1つ取り上げても、これまでは教科書などで「14世紀にペストが大流行(パンデミック)して8500万人が死亡した」などの記事に触れても、文字面・数字だけを追って「ふ～ん」で終わっていなかったでしょうか。

それでは何ひとつ「歴史を学んでいる」ことにはなりません。

そうではなく、1つひとつの歴史的事象を自分が今体験しているようにリアルに〝感じる〟のです。

そうすることで、過去に起こった出来事が実際に我が身に降りかかってきた時、冷静に対処することができるようになります。

そこで本書では、なるべく「歴史を体感・実感」してもらえるよう、写真や図解を多用して視覚に訴え、今我々が直面しているパンデミックと比較しながら読み進められるように工夫しています。

――最大の危機(ピンチ)こそ最大の好機(チャンス)（大橋武夫）

今、世界中がパンデミックに襲われ、社会・経済・政治が危機に瀕し、国民は怨嗟の声を上げています。

しかし、ここでも歴史を紐解けば、個人であろうが組織であろうが国家であろうが、真の飛躍の契機はいつも必ず危機の中から生まれています。

つまり、今我々の前に拡がる危機的・絶望的状況の中に、必ず〝明日への飛躍の種〟が隠れているということです。

これを見出し、これを活かすことができた者だけが、アフター・コロナの新時代に飛躍する〝資格〟が与えられるのです。

この惨状を前にして、狼に怯える羊のように「嘆く」のではなく、獲物を狙う狼の眼でそれを「探さ」なければなりません。

では、具体的には何をすればよいか。


――彼を知り己を知れば百戦殆うからず（孫武）

その第一歩が、今我々の目の前にある状況を客観的・体感的によく理解すること。

そのためにも過去人類はパンデミックにどう対処してきたのか、「アフター・パンデミック」はどうなったのかを歴史から学ぶことです。

したがって、本書を読み進めるに当たって、ただ「過去の出来事の知識を得る」のではなく、そこから現状を打開するヒントを探しながら読んでいただけたなら、本書が世に出た意味もあることになります。

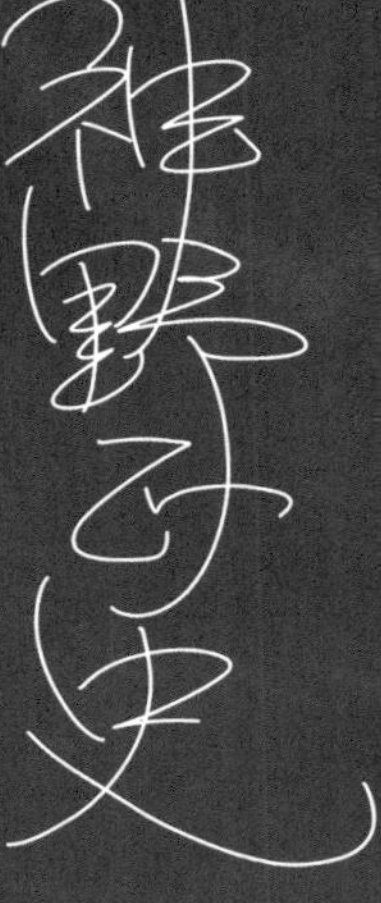

CONTENTS

イラスト図解

感染症と世界史

人類はパンデミックとどう戦ってきたか

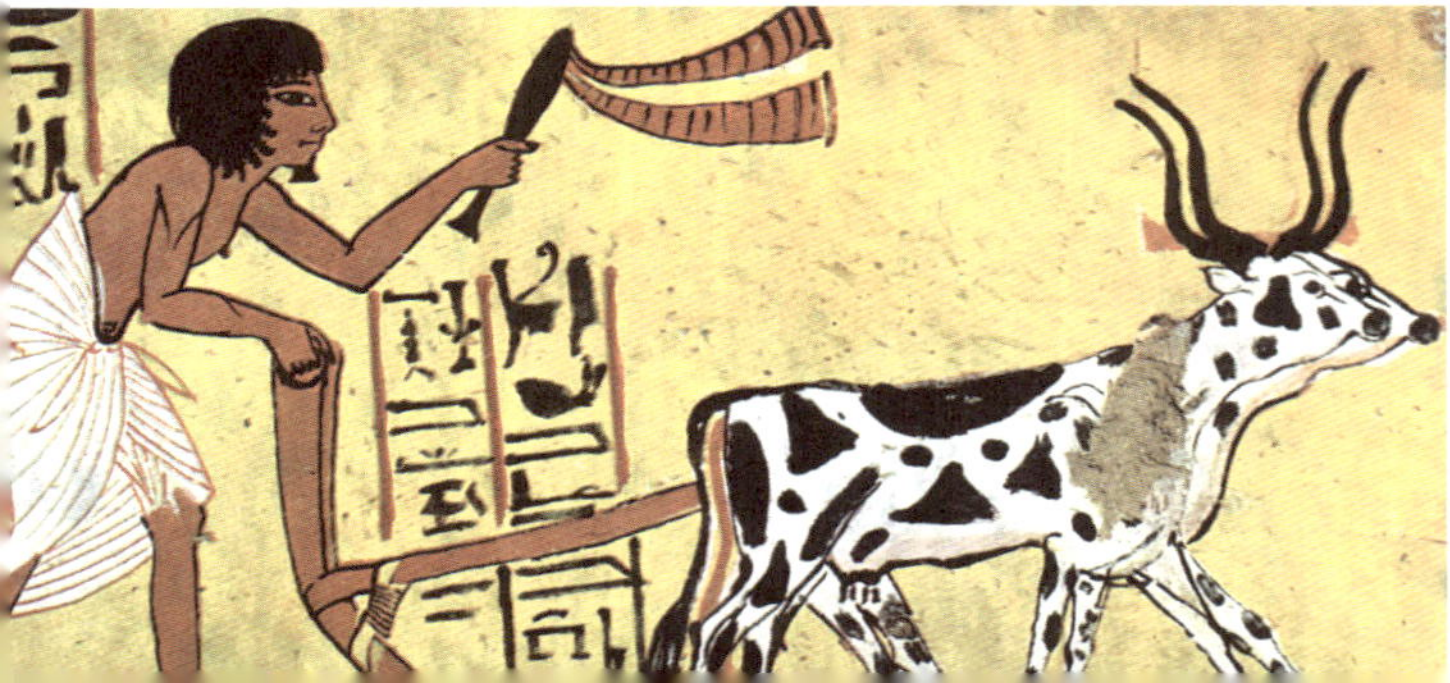

2章 中世の秩序を揺るがせた「黒死病」

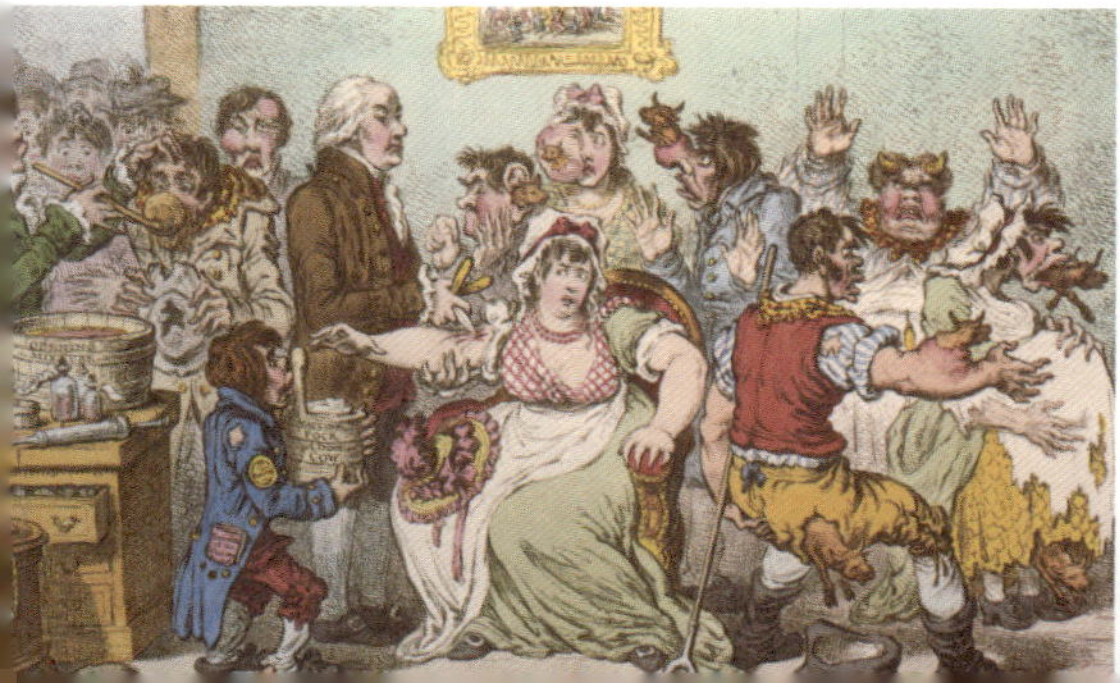

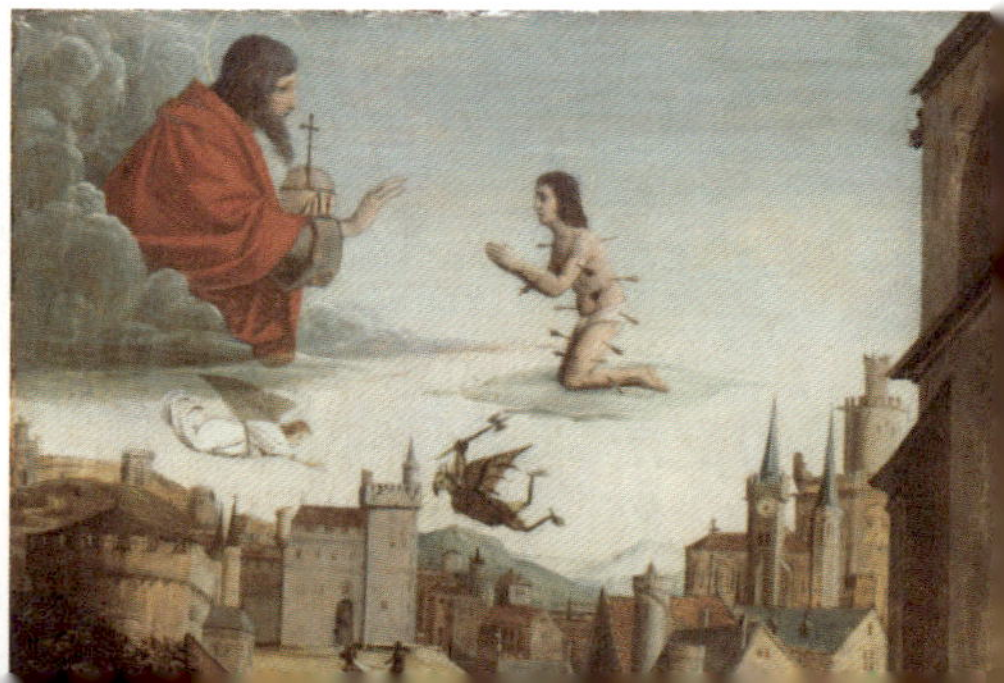

3章 大航海時代と産業革命

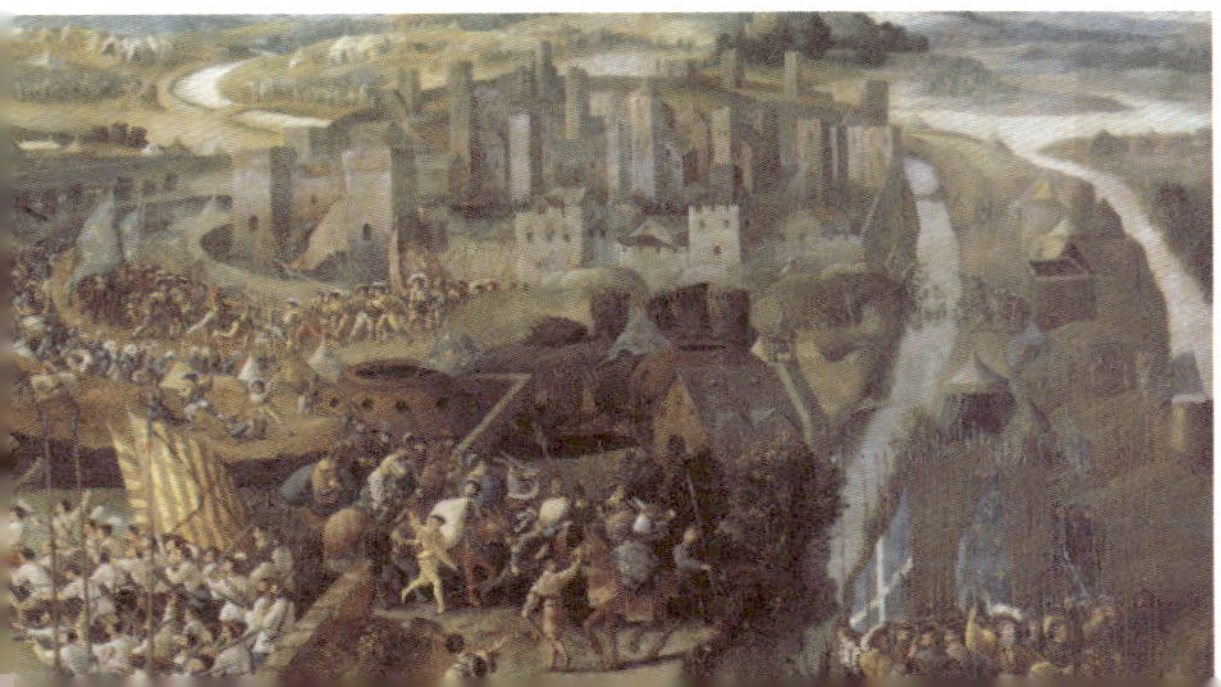

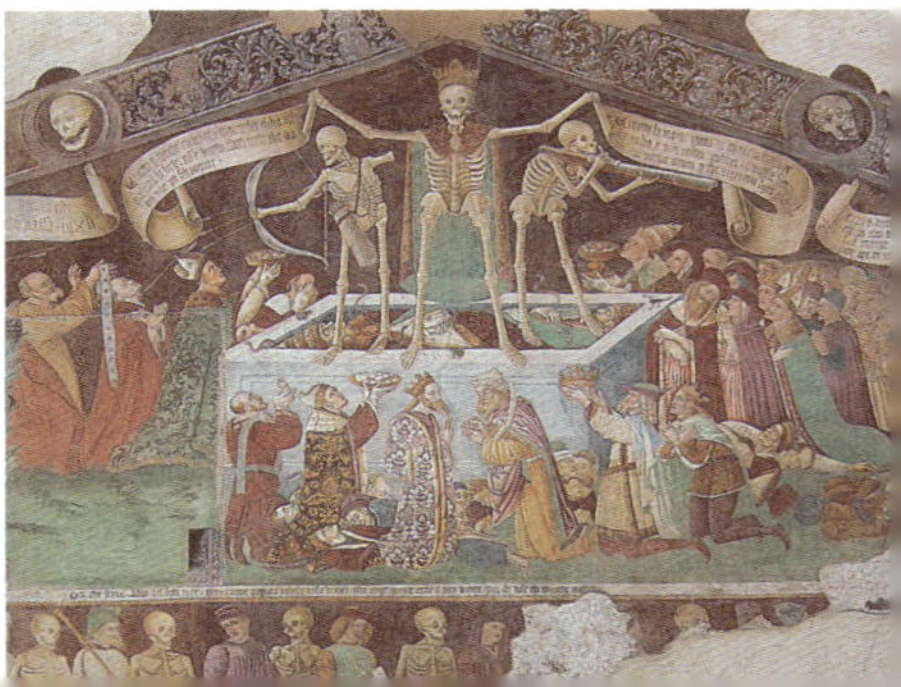

4章 20世紀以降に出現した感染症

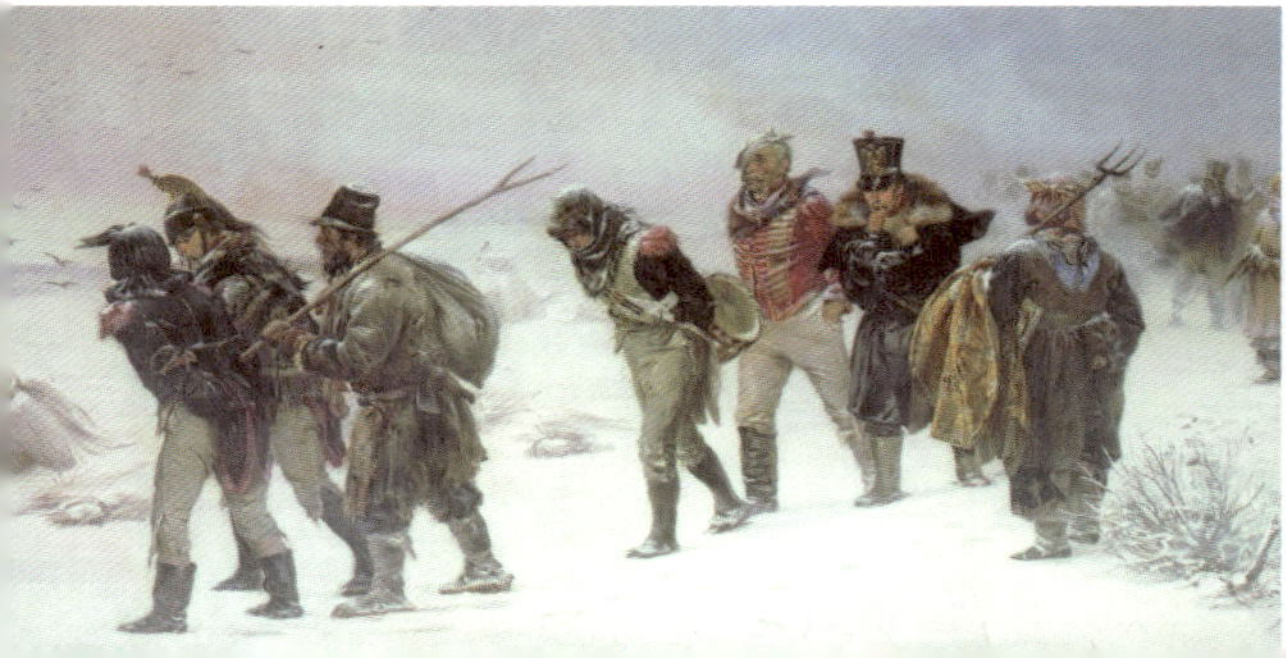

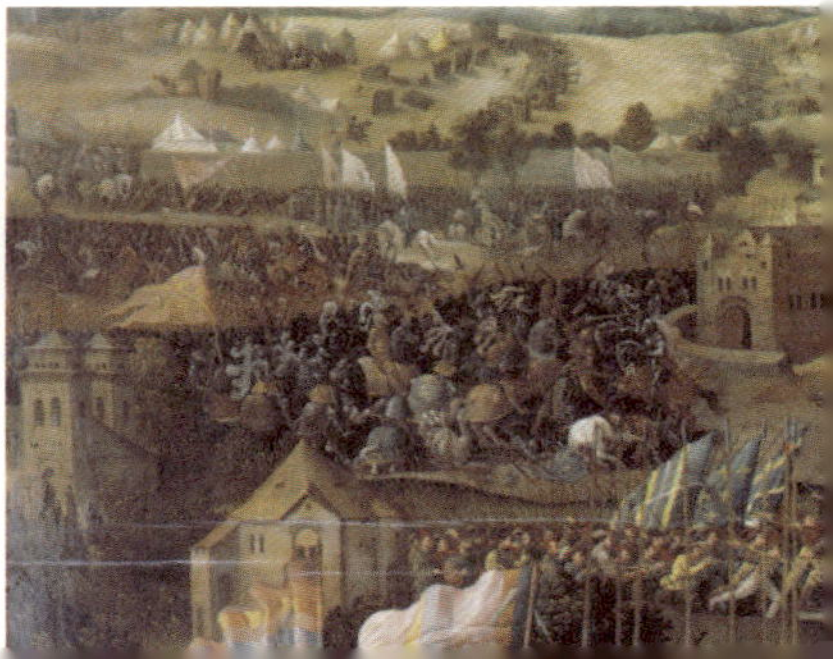

COLUMN

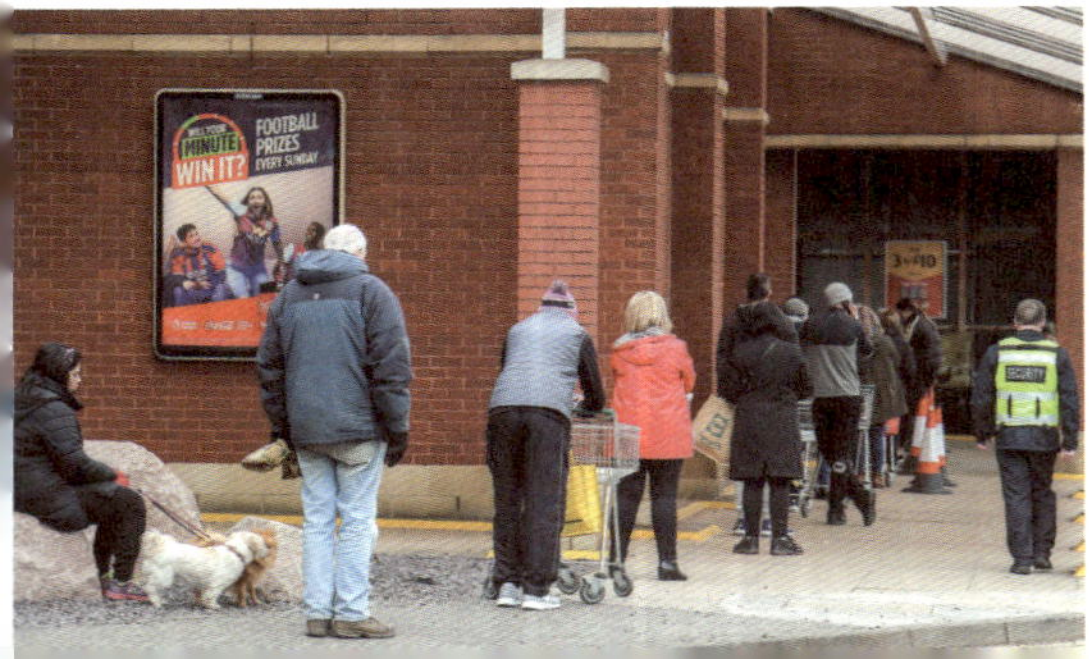

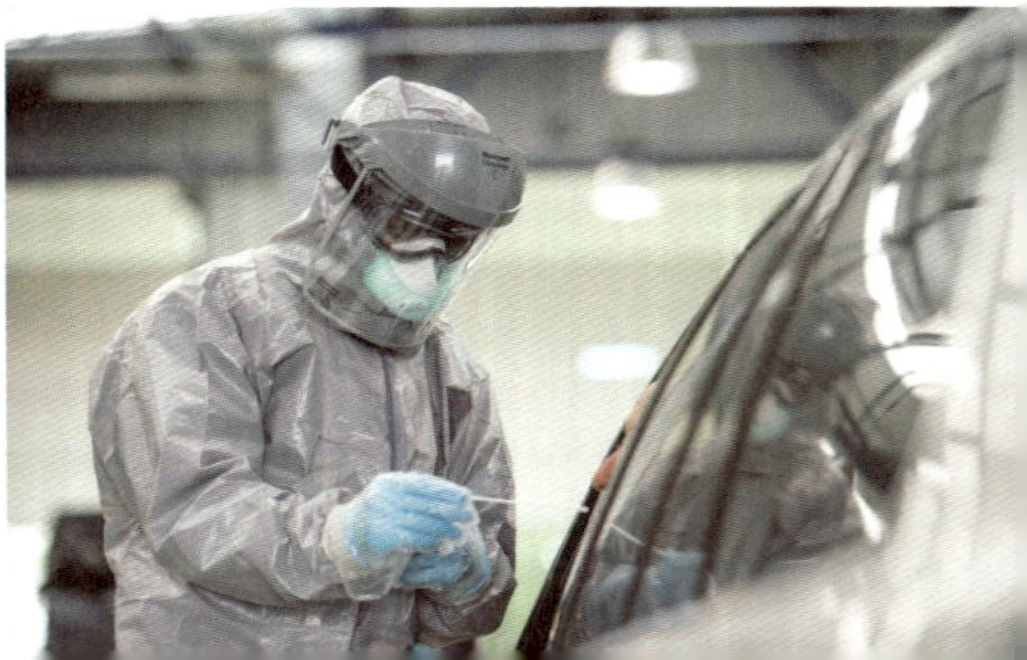

1章：文明の幕開けから古代まで

Ancient times

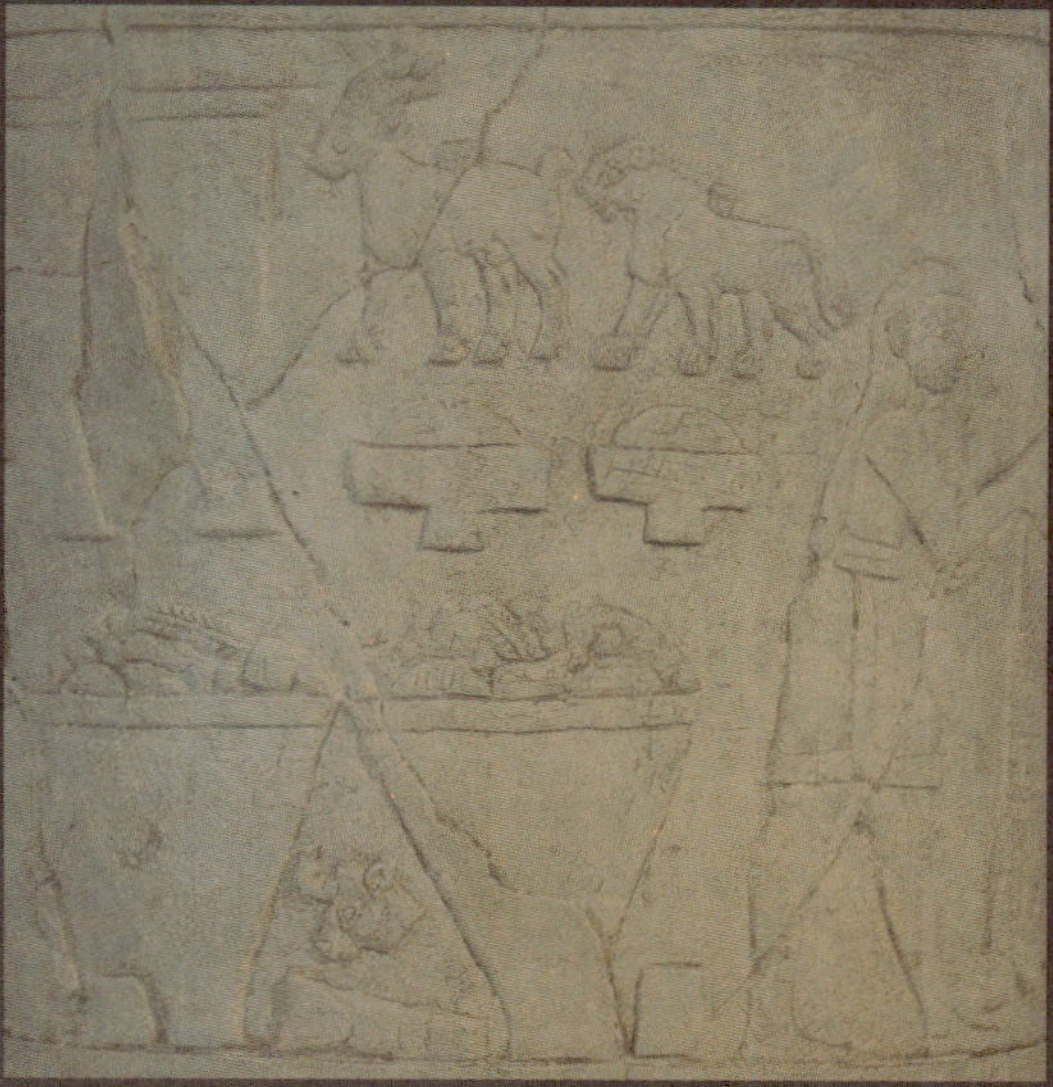

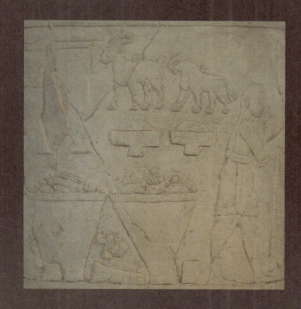

B.C.7000年頃まで

Ancient times

新たな生活様式「農耕」を獲得 感染症との本格共生がスタート

Infectious Diseases

人類と感染症の戦いは先史から始まった

約20万年前、人類の祖先がアフリカで誕生します。彼らは少人数の集団で狩猟採集を行いながら移動し、世界中へ散らばっていきました。この頃から人類と感染症は無縁ではなく、獲物の肉や皮を通じて炭疽症（たんそしょう）やボツリヌス症などの感染症に罹患（りかん）し、命を落とす者も少なくはなかったと考えられます。

しかし狩猟中心の時代、感染症はパンデミックを起こす病ではありませんでした。人々は定住せず、ほかの集団との接触もなかったためです。たとえ致命的な感染症があったとしても、1つの小集団を全滅させればそれで終わりです。集団を超えて感染症が広がることも、同じ感染症に繰り返し悩まされることもなかったのでしょう。

定住化により「生活空間」が感染症の温床に

感染症との関係が劇的に変わったのは、人類が「農耕」を開始した1万1000年前頃のこと。狩猟採集時代に比べ、狭い土地で多くの人が生活できるようになり、人口は大幅に増加しました。人々は大きな集落をつくって土地に定住するようになります。しかし皮肉なことに、新たなライフスタイルの獲得が現代まで連綿と続く感染症との戦いを本格化させたのです。

農耕の開始により、人口は飛躍的に増加します。食糧の安定供給、定住による出産間隔の短期化などが原因に挙げられます。

狩猟採集時代、出産間隔は平均4〜5年だったのですが、農耕定住社会では平均2年と半減していきました。移動の必要があった時代には幼児が歩けるようになるまでは次の出産ができなかったのに対し、農耕生活では移動の必要がなくなり、育児に労働力をさけるようになったのが大きな要因です。ほかの一面では農耕の維持には多くの人手が必要であり、人員が多いほうが都合がよかったことも一因でしょう。

集落や周辺には、肥料として活用するために排泄物がため置かれるようになり、余剰食糧が貯蔵されるようにもなります。排泄物は寄生虫病が蔓延（まんえん）する原因となり、貯蔵食糧は食物を狙うネズミを呼び寄せます。ネズミに付着したノミ、ダニを媒介した感染症も広がるなど、新たな「生活空間」が感染症の温床になっていきました。

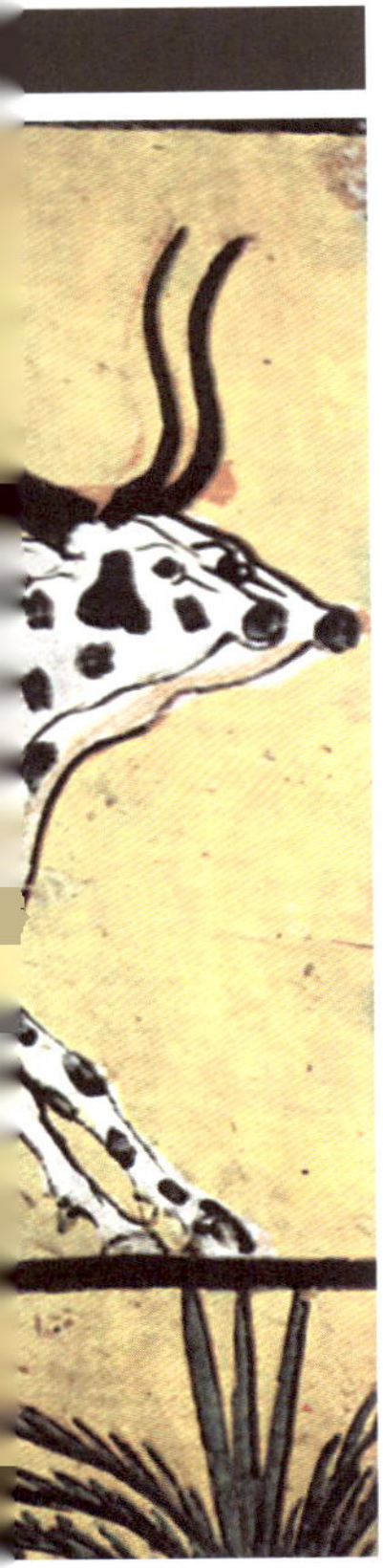

家畜との生活で感染症蔓延、「結核」も流行

もう1つの、農耕生活に伴う革命的変化は「家畜」です。狩猟採集時代、人類のそばにいたのは犬のみだったと考えられています。家畜の種類や数が少なかったため、感染症の被害も少なかったようです。しかし農耕生活により、人類は多くの野生動物を家畜とし始めます。最初は羊やヤギ、次いで牛や豚、さらに馬、ラクダ、鶏などを捕獲し、飼育するようになりました。家畜は肉や乳、卵などの食用のほか、毛や革の利用、さらに畑を耕したり、荷物を運んだりする際の労働力としても期待されました。

家畜との共同生活により、家畜から人への感染症が蔓延するようになります。家畜どうし、家畜から人へ、そして人から人、時には人から家畜へとウイルスは宿主を移し、様々な病を流行させました。狭い土地に多くの人が住まい、力を合わせて作業をしていますから、濃厚接触も起こりやすく、人から人への感染も多発したと考えられます。

農耕生活を営むうえで家畜の存在は不可欠。以前のように土地を捨てて移動することもできません。感染症の根本的解決はできず、人類は感染症との共生を余儀なくされていったのです。

紀元前7000年頃、牛やヤギからの感染によって地中海東岸地方で流行したと推測されるのが、結核菌による感染症「結核」です。一般には肺結核が知られますが、結核

家畜が描かれた古代エジプトの壁画

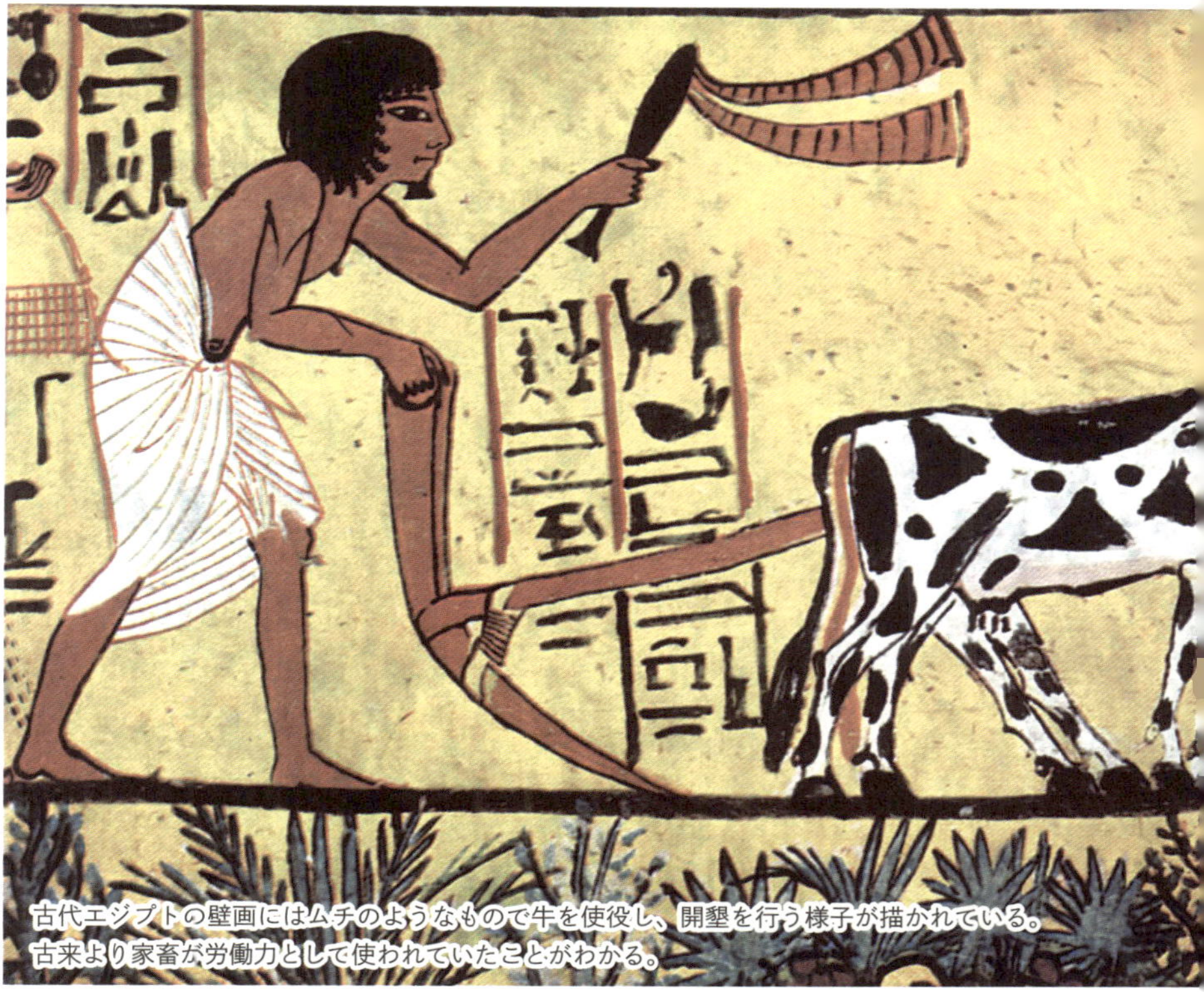

古代エジプトの壁画にはムチのようなもので牛を使役し、開墾を行う様子が描かれている。古来より家畜が労働力として使われていたことがわかる。

は肺以外にもあらゆる臓器に感染します。

2008年、東地中海のイスラエル沖でおよそ9000年前のものとされる2体の結核痕跡をもつ人骨が発見されました。この人骨から、家畜のもつウイルスが共同生活の中で人へと感染したことが想像できます。結核は咳（せき）を通じた飛沫・空気感染が特徴。農耕生活により多くの人が活発にコミュニケーションし、共同作業を行っている中で、集落内に広がっていったのではないでしょうか。

B.C.3500年頃

Ancient times

メソポタミア文明の勃興とともに感染症の定期的流行が発生

Infectious Diseases

人口増加の結果、強感染力の「麻疹」が流行

紀元前3500年頃、ティグリス・ユーフラテス両河流域に人類最古の文明ともされる「メソポタミア文明」が起こっています。農耕の開始によって人口が増え、集落は村や町となって巨大化していきました。この頃、大流行したのが「麻疹（ましん）」です。

日本では「ハシカ」とも呼ばれる麻疹。麻疹ウイルスによる感染症で、空気感染、飛沫感染、接触感染によって広がっていきます。感染力は非常に強く、広い体育館のような場所にたった1人でも患者がいたとすれば、その場にいる人すべてに感染するほどの感染力があり、免疫をもたない人が感染するとほぼ100％発症するといわれています。

感染初期は発熱や咳（せき）など風邪に似た症状、後期には全身に赤い発疹（ほっしん）が出るのが特徴。一般的には、その後治癒すれば、終生免疫を得ます。しかし肺炎や脳炎、脊髄炎などの合併症を併発すると死に

至ることもあります。麻疹ウイルスは、かつては動物のかかる感染症だったと考えられます。家畜とともに暮らすうちに、人へと感染。ウイルスが人に適応する形へと変容した結果、人や猿の仲間しか感染しない人間の病気として定着したようです。

メソポタミア文明以前も麻疹の発生はあったと考えられますが、狩猟採集時代の小集団内では、その集団内での感染にとどまり「流行」するには至りません。感染症の持続的流行を維持するための構成員の数が足りなかったからです。

感染症の持続的流行を維持するのに十分な人口は、最低でも数十万人が必要とされます。それ以下の人口規模では単発的な感染にとどまり「流行」にはなりません。メソポタミア文明の勃興により、人類が史上初の「感染症の流行」が成り立つ人口を手に入れた結果、麻疹が定期的に流行するようになったのでしょう。繰り返し人類を襲う感染症は、文明の発展によってもたらされた、ある種の「文明病」でもあったのです。

「終生免疫」の獲得により流行は沈静化

麻疹は定期的に流行し、人口のほとんどを感染・発症させ、多くの人を死に至らしめました。しかしすべての人が死に絶えたわけではありません。麻疹にかかって治癒した人は終生免疫を得ます。つまり次に流行があったとしても麻疹の症状が出ないということです。

繰り返し麻疹の流行に襲われた地域では、しだいに免疫をもつ人が増加。同地域内での感染規模は小さくなっていったと想像できます。仮に新たに病にかかる人はいなくなったとしても、麻疹ウイルスが根絶したわけではありません。各人が「免疫」をもつために、新たに症状の出る者が出現しなかっただけ。域内に麻疹ウイルスは常駐し、感染は絶えず起こっていたと考えられます。

メソポタミアを常駐地とした麻疹は、その周囲へと拡大、大航海時代などを経て世界の隅々にまで広がっていきました。麻疹が初めて上陸した地域や、免疫を十分に有していない地域に何者かがウイルスをもち込むと、麻疹は大流行。壊滅的ともいえる被害を生みます。たとえば、19世紀以降にフェロー諸島やフィジー諸島、グリーンランドなどの島や辺境に麻疹が到来した際は、人口のほとんどが感染するほどの大流行が起こっています。

文明を担うには感染症の克服が必要

麻疹をはじめとする感染症の存在は外敵の抑制に寄与した可能性もあります。外部から侵入してきた敵は、非常に高い確率で麻疹に悩まされることになり、人口動態に変化を及ぼすほどの影響を受けることも少なくありませんでした。健康だった若者がバタバタと病に倒れ、発疹を出して苦しみます。対して域内の人々にはすでに免疫があるため、病の影響を受けにくく、外敵の排除に力を注ぐことができたでしょう。ウイルスや感染症を知らない時代の人々にとっては、攻め入る自軍だけが倒れ、守る敵軍には被害を及ぼさない麻疹は、ひどく恐ろしい「呪い」や「魔術」に見えたかもしれません。身体だけでなく、心にも多大なダメージを残した可能性もあります。

外敵が文明の中心部に入り、その担い手となるには、文明のもつ感染症を克服する必要がありました。麻疹などの感染症は「文明の守り手」として機能していたとも考えられそうです。

ティグリス・ユーフラテス両河流域

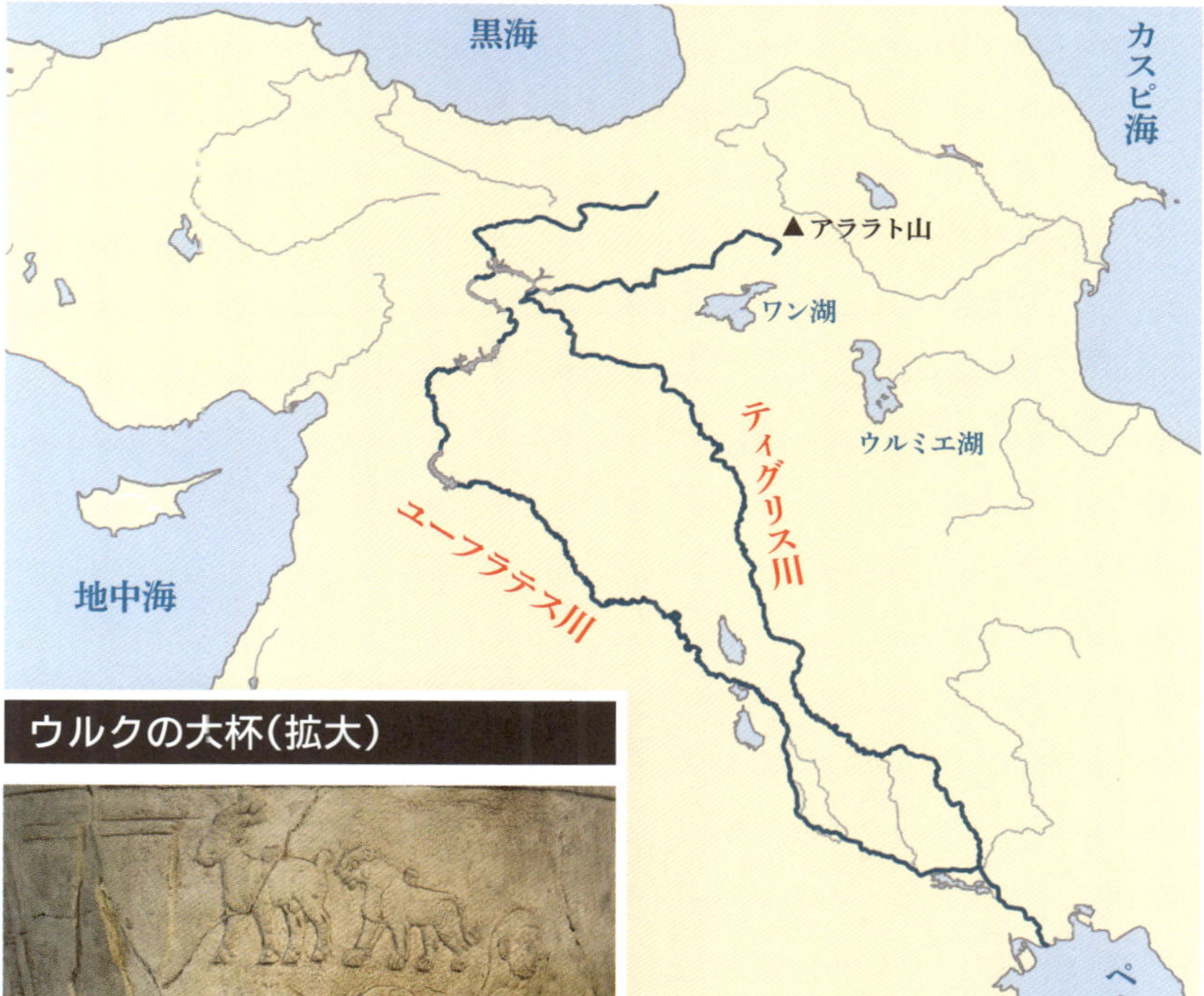
黒海
カスピ海
アララト山
ワン湖
ウルミエ湖
ティグリス川
ユーフラテス川
地中海
ペルシア湾

ティグリス川・ユーフラテス川に挟まれた地域が、「川の間の地域」を意味するメソポタミアと呼ばれるようになった。

ウルクの大杯（拡大）

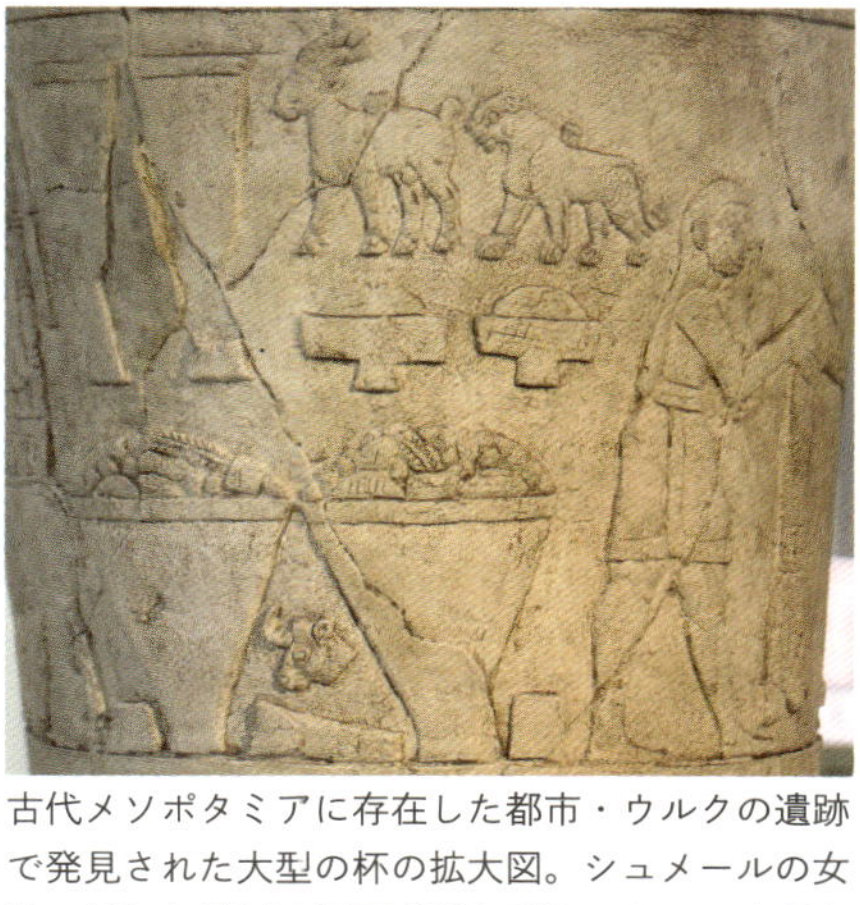

古代メソポタミアに存在した都市・ウルクの遺跡で発見された大型の杯の拡大図。シュメールの女神へ祈りを捧げる場面が浮き彫りによって表現されています。紀元前3200～3000年頃のもの。

麻疹 Measles

病原体：パラミクソウイルス科の麻疹ウイルス
感染経路：空気感染、飛沫感染、接触感染、感染力は非常に強い
症状：発熱、鼻水、目の充血、のどの痛み、それに続く全身の発疹

文明の勃興とともに流行した麻疹。メソポタミアを中心とし、周囲へと広がっていきました。辺境ほど伝播は遅く、最後の処女地での大規模流行は1951年のグリーンランド。感染力が強いにもかかわらず、地球全土へと広がるには5000年ほどを有したのです。

1846年、ノルウェーとアイスランドの間、北大西洋に浮かぶ島、フェロー諸島で麻疹が大流行しました。前回の流行から60年以上たっていたため、60代以上には症状が出ませんでしたが、若い島民を中心に、7800名のうち、およそ6100名が感染したのです。最後まで感染しなかった人々は、周囲の「集団免疫」の恩恵を受けたと考えられます。

島という隔離された環境下での感染症は詳細に調査され、潜伏期間や感染性をもつ時期がわかるなど、麻疹の解明に重要な役割を果たしました。

各国の麻疹報告数（2018年6月～2018年11月）

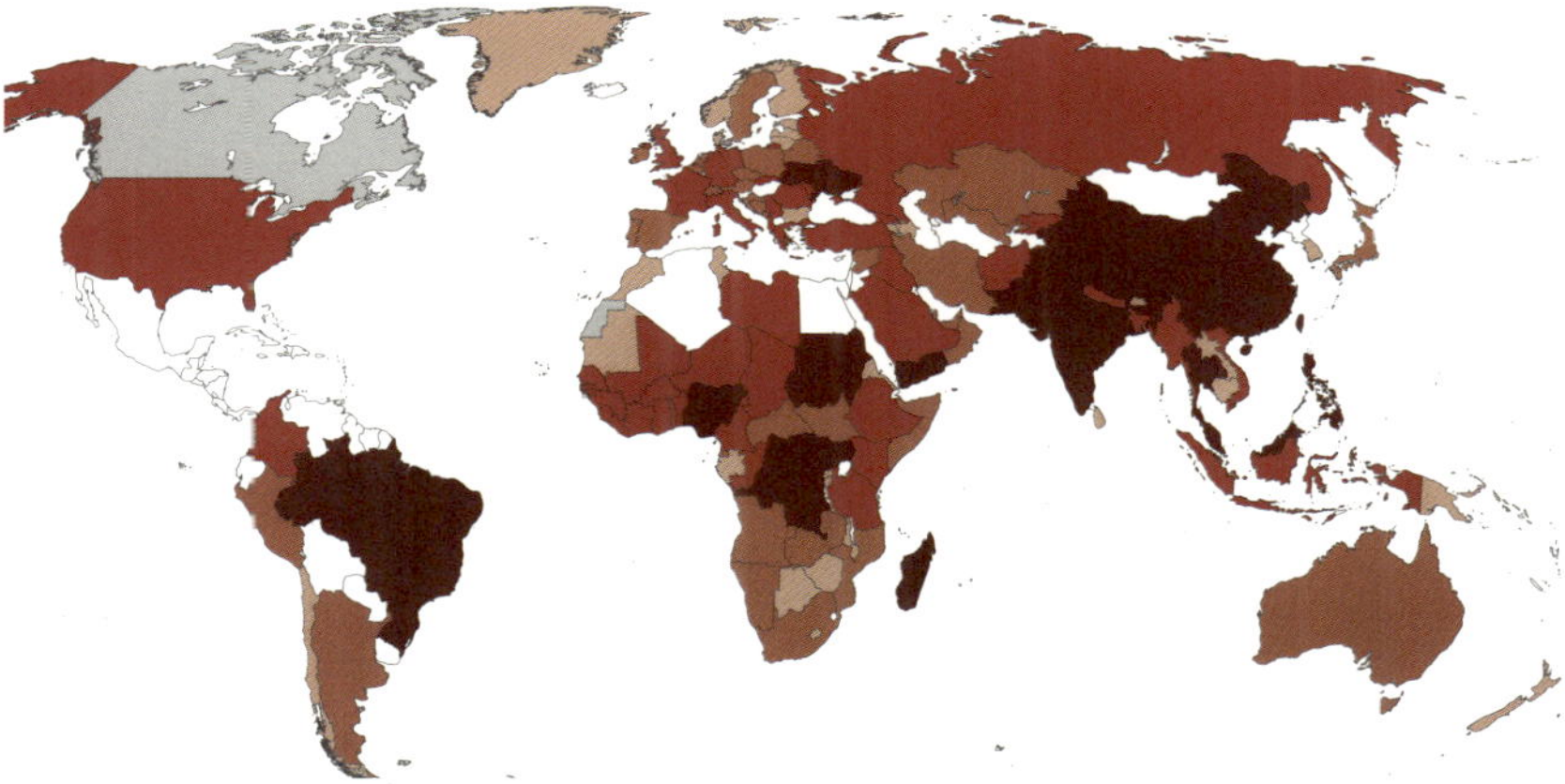

出典：『Global Measles and Rubella Update January 2019』

罹患者の多い国	
ウクライナ	16932
インド	14926
ブラジル	9669
フィリピン	5936
マダガスカル	4327
タイ	3576
イエメン	3310
コンゴ	2672
スーダン	2591
マレーシア	1508

ほとんどの人が一生に一度はかかる伝染病として恐れられ、日本では「命定め」とも呼ばれました。現在でも特効薬はなく、感染して免疫を得るか、ワクチンを接種して免疫を獲得するしかないといわれています。現在でも1000人に1人は死亡しており、2000年前後に起こった流行でも、日本国内で年間20～30人ほどが死亡するなど、現在でも危険な感染症の1つとなっています。

B.C.3000年頃

Ancient times

ミイラを見ればピタリとわかるエジプト文明を襲った感染症

Infectious Diseases

第18王朝の石碑に描かれたポリオの症状

紀元前5000年頃からナイル川流域で発展したエジプト文明。紀元前3000年頃には統一王朝が生まれ、以降紀元前11世紀頃まで約31の王朝が交代しながら続きました。ナイル川の定期的な洪水によって肥沃な土壌が上流から運ばれ、地域は繁栄。農耕文化が花開きました。

エジプト文明の特徴は、ピラミッドやミイラが盛んにつくられ、象形文字や壁画なども多数描かれたこと。発掘調査によって出土したミイラからは、結核、ハンセン病、ポリオ、天然痘（てんねんとう）、マラリア、トキソプラズマなど、多くの感染症が蔓延していたことがわかっています。

古代から人類と同居していた感染症「ポリオ（急性灰白髄炎）」。これはポリオウイルスに脊髄や延髄・脳が冒される伝染病です。多くの場合において症状は穏やかですが、四肢に弛緩性麻痺が残ることもあります。小児に多発したことから、かつては「小児麻痺」とも呼ばれました。エジプト第18王朝（紀元前1570頃～紀元前1293年頃）の石碑には、神官らしき男が杖をついている様子が描かれており、ポリオ特有の症状が確認できます。

ファラオを死に至らしめた病「マラリア」

古代エジプトで広く流行したのが、蚊が媒介する「マラリア」です。エジプトでも複数のミイラからマラリア原虫のDNAが見つかっています。マラリアの原因が「蚊」に関係していると、当時の人々はおそらく気付いていなかったでしょう。しかし蚊の多さには悩まされていたらしく、発掘されたレリーフには女王クレオパトラ（前69～前30年）が蚊帳を使っていた様子も描かれています。

高貴な人をも悩ます蚊。もちろんマラリアの罹患も身分を問いませんでした。「黄金のマスク」で知られるファラオ・ツタンカーメン（前1342頃～前1324年頃）も罹患した可能性があります。19歳の若さで亡くなったファラオのミイラからも、マラリア原虫の一部が見つかりました。ツタンカーメンの死因には諸説ありますが、脳性マラリアの合併症による体調不良の悪化も死因の1つだと考えられており、古代エジプトでのマラリアの蔓延具合が垣間見えます。

ほかにも、紀元前6世紀のミイラにハンセン病の症状が見られるなど、あらゆる年代、身分のミイラから、多数の感染症の痕跡が発見されています。紀元前1157年に死亡したラムセス5世のミイラからは、天然痘の痘疱を発見。感染力が非常に高く、致死率が約20%から50%もあるなど、「死病」として恐れられた天然痘。人類初のワクチンである「天然痘ワクチン」の開発などにより、1980年5月に世界根絶宣言が出されるまで、人類と長い戦いを繰り広げてきました。ラムセス

5世は「世界最古の天然痘での死亡事例」として知られています。

愛猫由来のトキソプラズマで「モテ」開花

感染症が及ぼすのはマイナス効果ばかりではありません。猫を通じて人へと移るトキソプラズマ。この寄生虫に感染すると、性格が変わることが知られています。

マイナスの側面もありますが、たとえば女性は社交的で世話好きになり、容姿に気を遣うようになるなど「モテ」要素が花開いたというのです。ほかにも、独断的、反社会的性格になったり、猜疑心が強まったりという変化が起こることもあるとの調査結果もあります。

この変化は一見するとマイナスにも感じますが、裏返すとどうでしょう。「独創的でリーダーシップもある」「従来の慣習に捉われず大胆に行動するが、リスクヘッジもできる」などと考えれば、魅力的な人物に映るかもしれません。少なくとも現代のビジネスマンとしては大成功しそうにも思えます。

エジプト文明は「人類史の中で最も猫を愛した」といわれます。彫刻や壁画に盛んに猫を登場させ「女神バステト」として崇拝しました。猫のミイラも多数発見されており、そのミイラからトキソプラズマが見つかっていることから、人にも感染していたことが推定されます。

猫をかわいがった古代エジプトの人々。愛猫から移ったトキソプラズマのおかげで、魅力や才能が増し、探究心や知的好奇心を刺激され、その結果として豊かな文明を築き上げたと考えれば、感染症への見方も少し変わるのではないでしょうか。

ツタンカーメンのミイラ

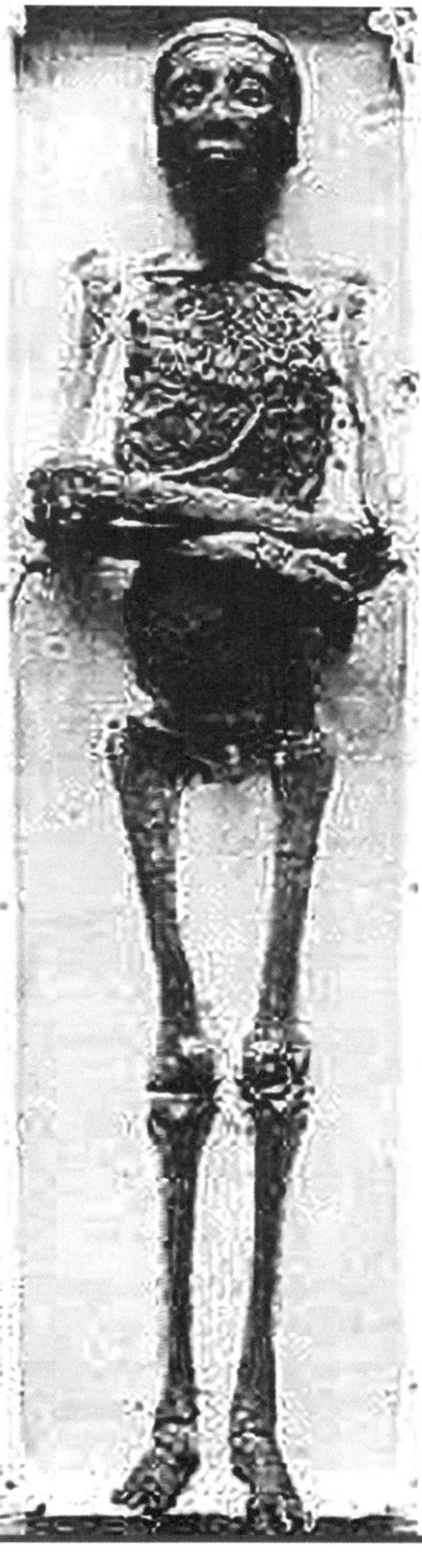

保存状態が極めて劣悪ではありますが、DNAや放射線調査により足・大腿骨の骨折や、脳性マラリアの合併症などが死因だとわかっています。

ポリオウイルスの透過型電子顕微鏡像

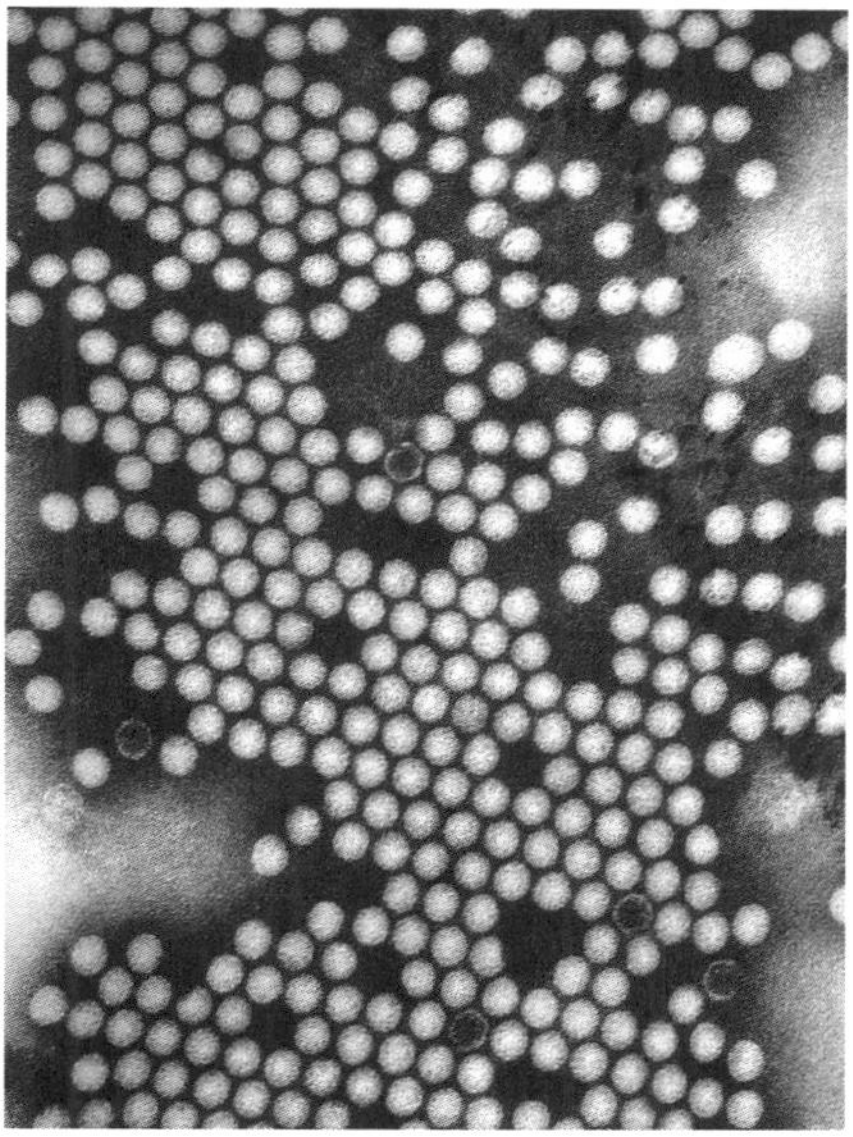

病原体は「ポリオウイルス」。エコーウイルス、コクサッキーウイルスとともにエンテロウイルス属（腸内ウイルス属）に分類される。

B.C.200〜200年頃

Ancient times

農耕の拡大に伴い増えるマラリア「カースト制度」が対抗策に

Infectious Diseases

先史から現代まで、死に至る病「マラリア」

メソポタミア文明・エジプト文明と並び「世界四大文明」に数えられるインダス文明と中国文明。古代インド、古代中国もまた感染症に悩まされたことが知られています。共通して流行したのが「マラリア」です。マラリアと人類とは、先史時代から21世紀まで及ぶ長い関係。しかしマラリアは骨に痕跡を残さないため、ミイラなどからマラリア原虫の一部が見つかったことを除けば、史料に書き記される内容から当時の様子を知るのみです。紀元前1000年頃、ギリシアと中国の史料に登場するマラリアらしき病が最古の記録だとされます。

マラリアはイタリア語の「Mal＝aria（悪い空気）」から名づけられた病。温かく、湿気の多い場所で流行することから、温熱帯の瘴気（しょうき）が原因と考えられたことによります。実際はマラリア原虫をもつ「ハマダラカ」に刺されることで感染。実態がわかったのは後世ですが「虫に刺されると

マラリアのライフサイクル

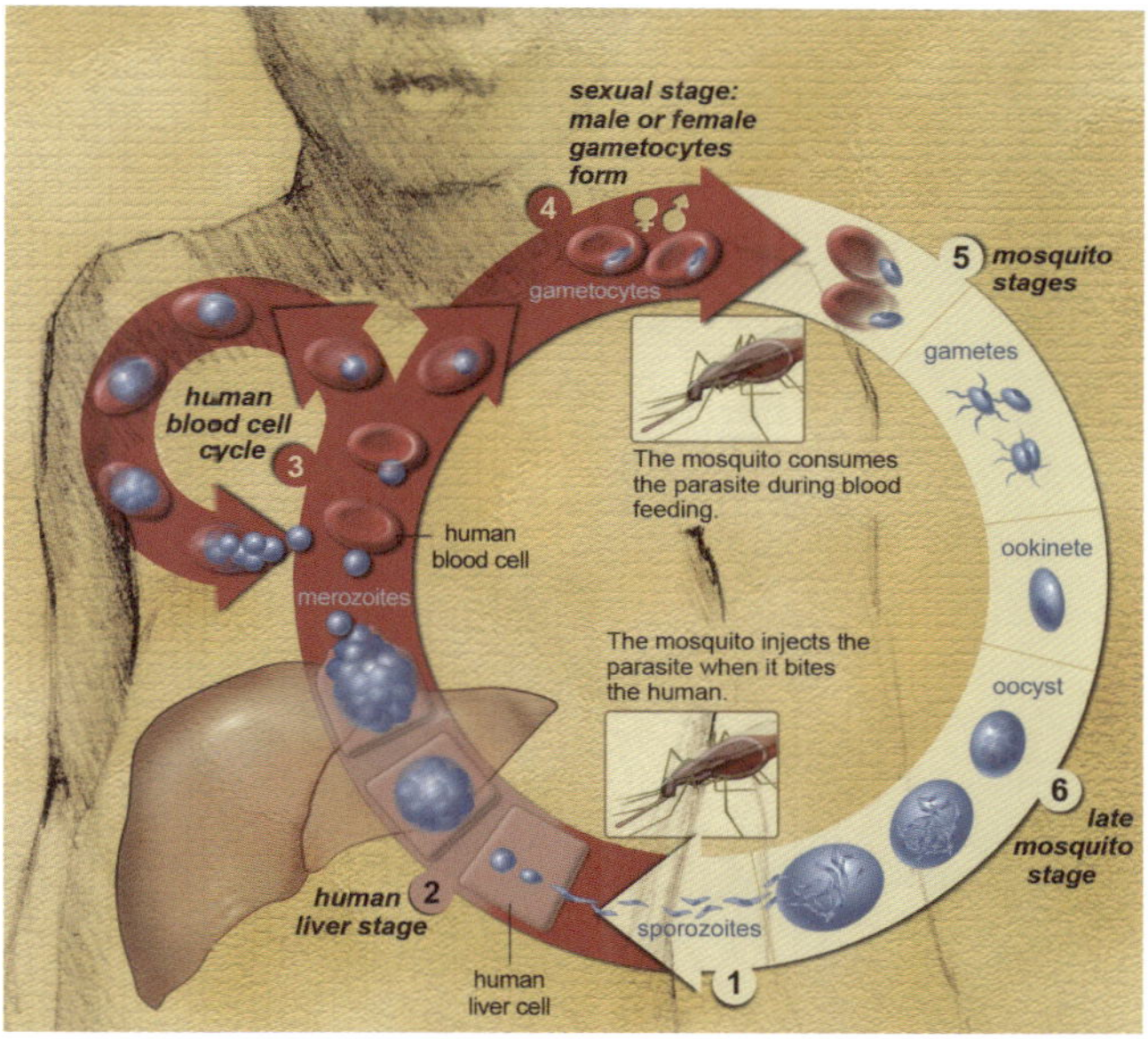

ハマダラカの吸血時に体内に注入された原虫は、肝細胞、赤血球中で増殖。赤血球を破壊して、次の赤血球に移っていきます。

インドの階級制度「カースト」

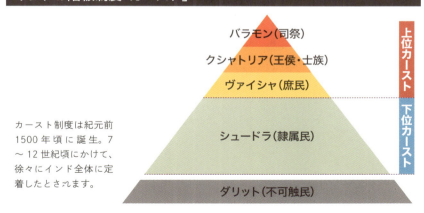

カースト制度は紀元前1500年頃に誕生。7～12世紀頃にかけて、徐々にインド全体に定着したとされます。

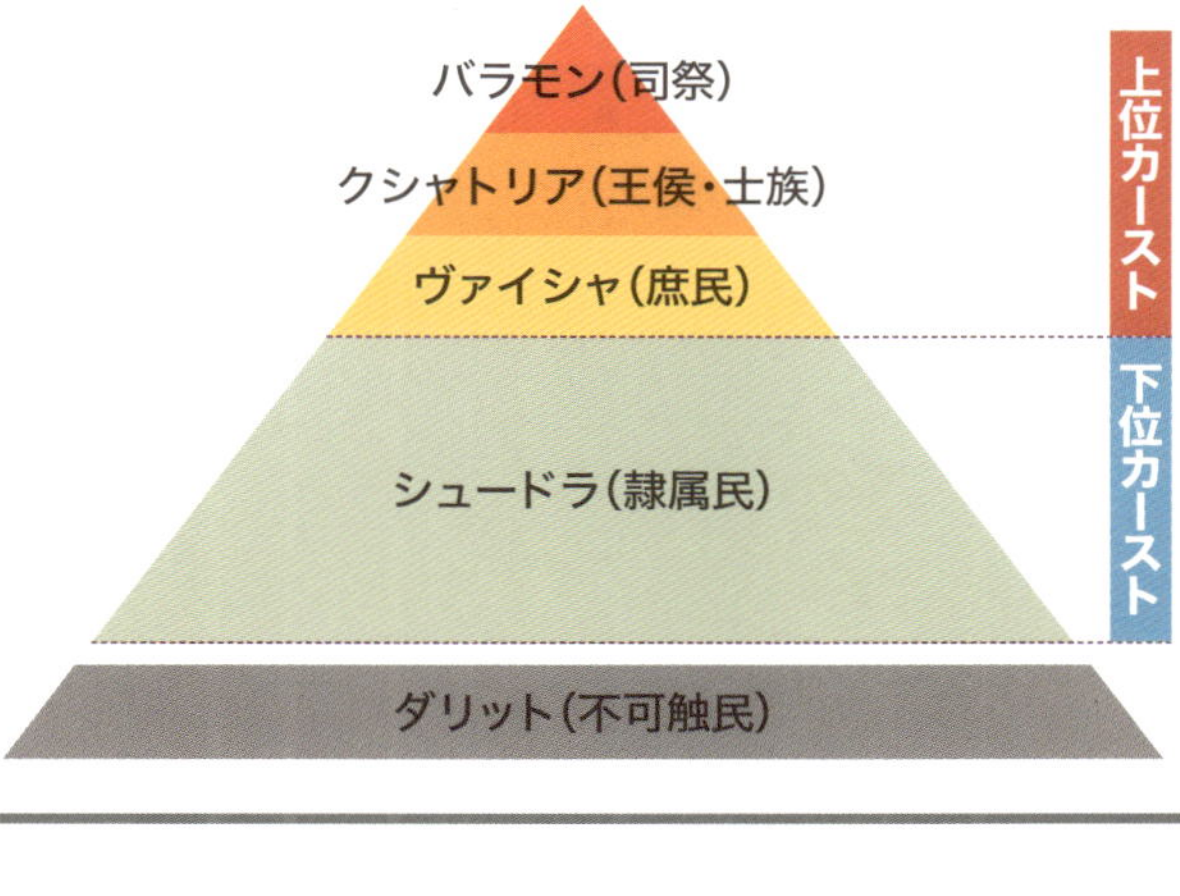

なる病気がある」と認識されていた地域もあります。

症状は高熱や頭痛、吐き気など。熱はすぐ引きますが、短期間に定期的にぶり返し、徐々に体力が奪われていきます。脳マラリアを起こすなど重篤化すると、意識障害や腎不全を起こして死に至ることもあります。現在は予防法・治療法があるものの、全世界で毎年2億人以上が感染。2018年時点でも年間43万人以上が命を落とすなど、現在も危険な病であることには変わりません。

マラリアの流行は水辺で起こります。農業に欠かせないのは灌漑(かんがい)です。農耕を獲得した人類は、浅い水路を掘って畑に水を供給しました。淀んだ浅い水路は蚊などの絶好の住みかとなり、感染症をはびこらせる原因となったのです。

社会の階層化により「濃厚接触」を減らす

中国では稲作の普及により、定住地域が拡大するのにつれ、マラリアが広がりました。紀元前200~200年頃に成立されたとされる、現存する中国最古の医学書『黄帝内経(こうていだいけい)』には、マラリアと見られる病の診断法と治療法が記されています。

インドでも、インダス川流域から、高温で雨の多いガンジス川流域に耕作地を広げるにつれ、マラリアに悩まされるようになりました。古代インドの人々が感染症対策のために考え出したのが「カースト」だったとの説もあります。

インドの階級制度「カースト」。世襲制で親から子へと受け継がれ、婚姻も同階級どおしで行われます。ほかの階級への移動は認められないという厳しい制度です。階級の固定化により、人と人との交流は同一階級内でのみ限定的に行われるようになります。この制度によってほかの階級との接触を絶ち、感染症の蔓延を限定的に止めようとしたというのです。

現在においても、感染症の伝播ルートの解明には「濃厚接触者」の調査が行われています。また多くの人との接触、つまり「密」を避け、濃厚接触者の数を減らすことで病を封じ込めようと考えます。感染ルートを定められなかった時代、インドの人々はカーストの設定によって、クラスターをつくらないようにしたのかもしれません。

マラリアは蚊が媒介する感染症。人から人へは感染しません。空気感染や接触感染中心の感染症にはある程度の有効性があったと想像できますが、マラリアに限っては、カースト制度が有効に作用したかは疑問です。しかし淀んだ水に近づくことが多い低カーストの人々に比べ、高カーストは蚊に接触することが少ないと考えれば、あらゆる感染症の防疫に一役買った可能性もありそうです。

「疾病レパートリー」の数は強さの尺度

大規模な人口を有する文明内では、様々な感染症が定着しました。域内の人々は免疫を獲得。しだいに感染はしても発症はしなくなります。この感染症は免疫をもたない外敵との戦いでは、敵にのみ被害を生じさせる「生物兵器」として機能したのです。

多くの感染症をもつほど、防御力・攻撃力が増すと考えれば、感染症はある意味重要な都市機能の1つともいえそうです。文明は地域を拡大しつつ、周辺の感染症を取り込み、「疾病レパートリー」を増大させた結果、さらに強い都市・国家となっていったとも考えられます。

結核

Tuberculosis

病原体：結核菌
感染経路：空気感染

症状：痰や喀血を伴う咳、胸の痛み、体重減少、発熱、食欲の低下、寝汗

古来より人類とともに歩んできた結核。「労咳」「カリエス」「瘰癧」などの名でも呼ばれます。『三国志』の曹操や新選組の沖田総司、長州の高杉晋作、陸奥宗光など、歴史上の有名人の死因だとされます。国内外の芸術家を苦しめたことでも知られ、日本では正岡子規や樋口一葉が命を落としています。芸術家は貧しい暮らしをする人が多かったことも影響していると考えられます。

結核の流行には、生活環境や労働環境が深く関係します。過酷な労働条件下では蔓延しやすく、18世紀の産業革命後のロンドンでは、5人に1人が結核で亡くなったほど。日本でも20世紀の紡績工場で、多数の女工が結核に倒れています。劣悪な労働条件、栄養不足、集団生活が当たり前の環境では、1人が結核になると一気に広がり、衛生状態の悪さも要因として多くの人を死に至らしめたのでしょう。

ヒト型結核菌

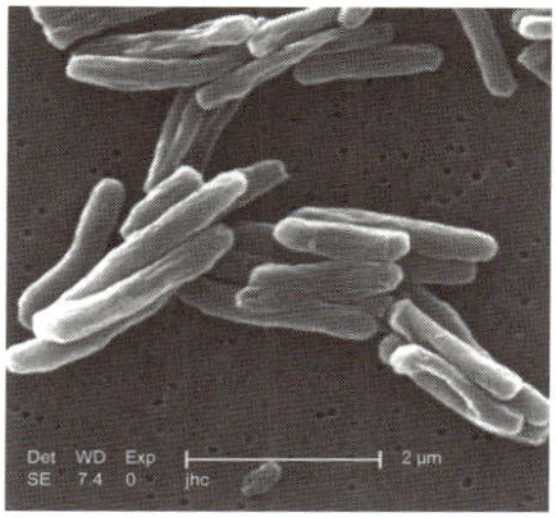

新規結核患者数の推計（2010年）

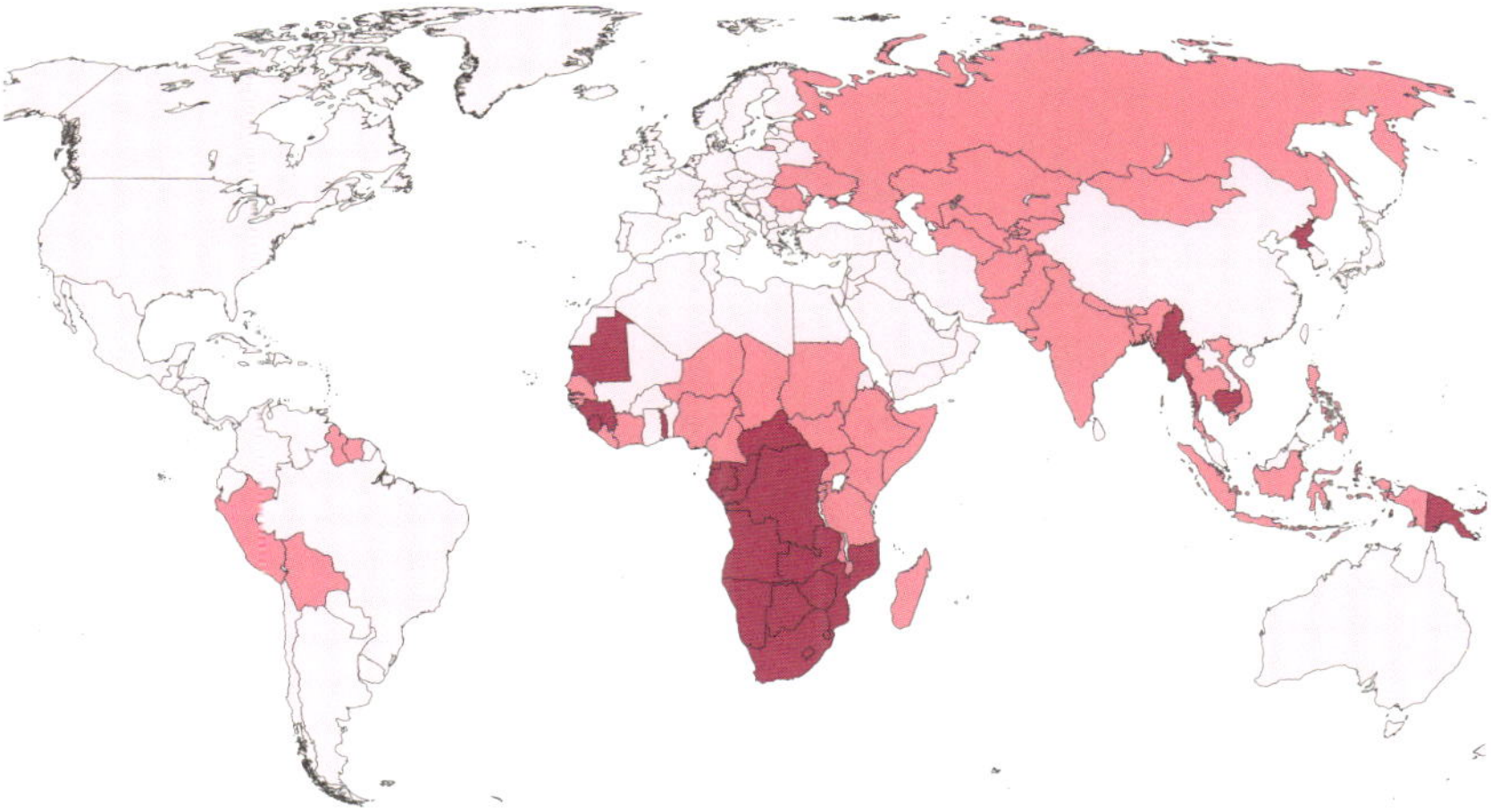

推計患者数

- 人口10万人あたり100人未満
- 人口10万人あたり100人から300人
- 人口10万人あたり300人超

出典：厚生労働省検疫所HP

明治時代から昭和20年代頃まで大流行し、「国民病」「亡国病」とも呼ばれた結核。現在も決して過去の病気ではありません。日本では2018年、2000人以上が死亡。世界中で今なお最大級の感染症の1つです。1944年に特効薬ストレプトマイシンが誕生しましたが、薬の効かない菌も次々に生まれており、結核菌と「抗結核薬」のいたちごっこが続いています。

B.C.429年、B.C.412年

Ancient times

古代ギリシア史料から見るインフルエンザとパンデミック

Infectious Diseases

ヒポクラテスが書き残した『流行病』の様子

古代ギリシアではどのような感染症が流行したのでしょうか。当時の史料から、その一端が見えてきます。紀元前5世紀頃に活躍した古代ギリシアの医師ヒポクラテス。「医学の父」「医聖」「疫学の祖」などと呼ばれるヒポクラテスは60～70巻からなる『ヒポクラテス全集』を残しています。ヒポクラテス以前、医療は迷信や呪術に満ちたものだったとされています。ヒポクラテスは、医学を臨床と観察を重視するものへと変えました。『ヒポクラテス全集』では病気の中に「伝染病」が存在することも示しています。ただし成立はヒポクラテスの死後100年以上たってから。どの部分をヒポクラテス自身が書いたものかはわかっていません。しかし当時の病気の様子が詳細に残されており、古代ギリシアの人々を苦しめた病について知ることができます。

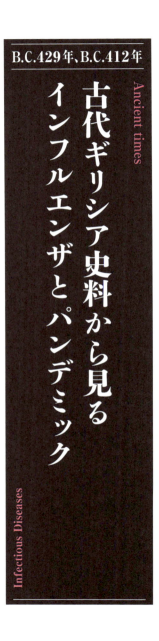

『ヒポクラテス全集』の中の『流行病』には、紀元前412年に、インフルエンザらしき流行性

疾患の発生があったと記されており、これが「最古のインフルエンザの記録」だと考えられています。ヒポクラテスが語る病は「ある日突然」やってきました。多数の住民が高熱を出し、咳も盛んだったといいます。この不思議な病は「たちまち村中に広がった」というのです。しかし、この病はすぐに過ぎ去ったと『流行病』は伝えています。

インフルエンザが解明され、科学的に判定できるようになったのは、ここ100年ほどのこと。『流行病』の病がインフルエンザかどうかは不明です。しかし人々を高熱と気管支炎で苦しめ、強い感染力で村中を震撼させた感染症が古代ギリシアで発生していたことがわかります。

戦時のアテネで世界初のパンデミック勃発

古代ギリシアの史料からは、世界初のパンデミックもわかります。パンデミックとは、広範囲に及ぶ流行病。限定的な流行ではなく、国を揺るがす大流行を指します。トゥキディデスの『戦史』にその記述があります。紀元前431年、アテネとスパルタの間で「ペロポネソス戦争（前431～前404年）」が勃発。攻め込まれたアテネは、城塞外の居住者すべてを二重城壁の内側に退避させる、籠城戦略をとりました。この籠城戦の中で発生したのが疫病です。

紀元前429年、城壁内で伝染病が発生。突然高熱に襲われ、咳や嘔吐を伴ってひどく苦しんだ様子が『戦史』からわかります。医師は様々な治療を試み、なんとか患者を助けようとしますが、その医師たちも次々と病に倒れていったのです。この病は感染力が強いだけでなく、致死率も高く、人々はなすすべもなく死んでいきました。全国民の4分の1とも、3分の1ともいう人が命を落としたといいます。指導者だったペリクレスも、この病で亡くなっています。まさにパンデミックといえるでしょう。

アテネで伝染病が一気に蔓延し、恐ろしい数の犠牲者を生んだのは、この病が重症化しやすく、致死率も高かったことが原因です。しかし戦時下という悪環境も無関係ではありません。籠城中のため、狭い仮設住居で多くの人がひしめきあって暮らしていたことも、感染爆発につながったようです。城壁外との行き来が極端に少なかったため、アテネの外にこの病は広がりませんでした。意図的ではありませんが、「封じ込め」に成功したようなものです。

感染症は敵にも味方にもなる「諸刃の剣」

この伝染病の正体には諸説あります。ペストや天然痘だったとの推察もありますが、腸チフスまたは発疹チフスとする説も有力です。しかしどの病も記載にぴったりと沿うものはなく、結論には至っていません。腸チフスだったとすれば、「菌に汚染された水や食べ物」が感染源。戦時中という特殊条件は腸チフスが蔓延しやすい環境だったことでしょう。

この感染症はアテネの国力を奪いました。国民の多くと指導者を失い、生還した者もまた後遺症が残ったり、衰弱したりという状況でした。脱走する者も増え、もはや戦争どころではありません。アテネは窮地に立たされたかのように思えました。一気に攻め込めばスパルタの勝利。しかしスパルタはこのチャンスを見逃します。理由ははっきりとはわかりませんが、謎の感染症が怖かったためではないでしょうか。アテネを苦しめた感染症は、期せずして最後の砦ともなったのです。

ペロポネソス戦争（前431〜前404年）

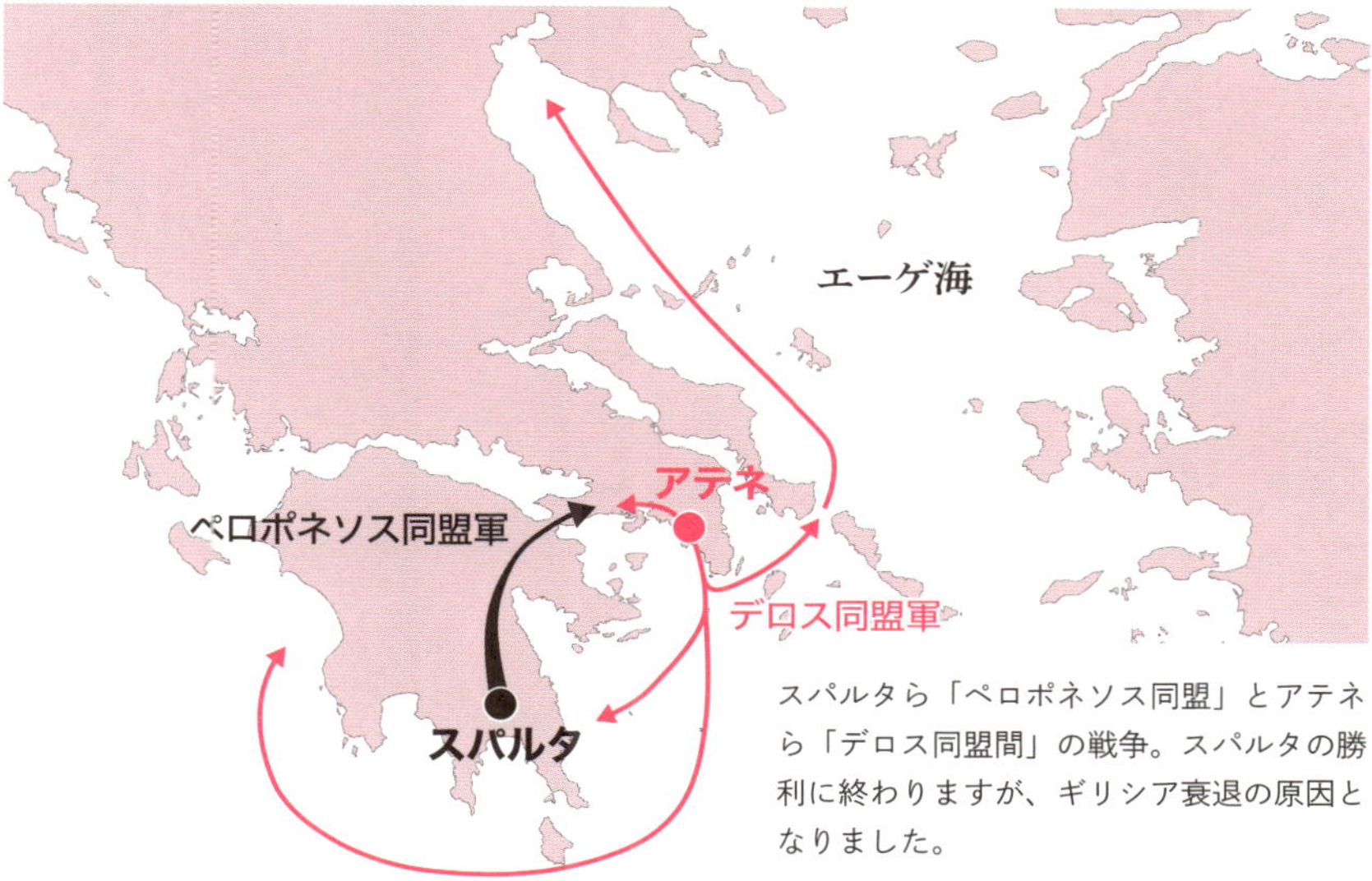

スパルタら「ペロポネソス同盟」とアテネら「デロス同盟間」の戦争。スパルタの勝利に終わりますが、ギリシア衰退の原因となりました。

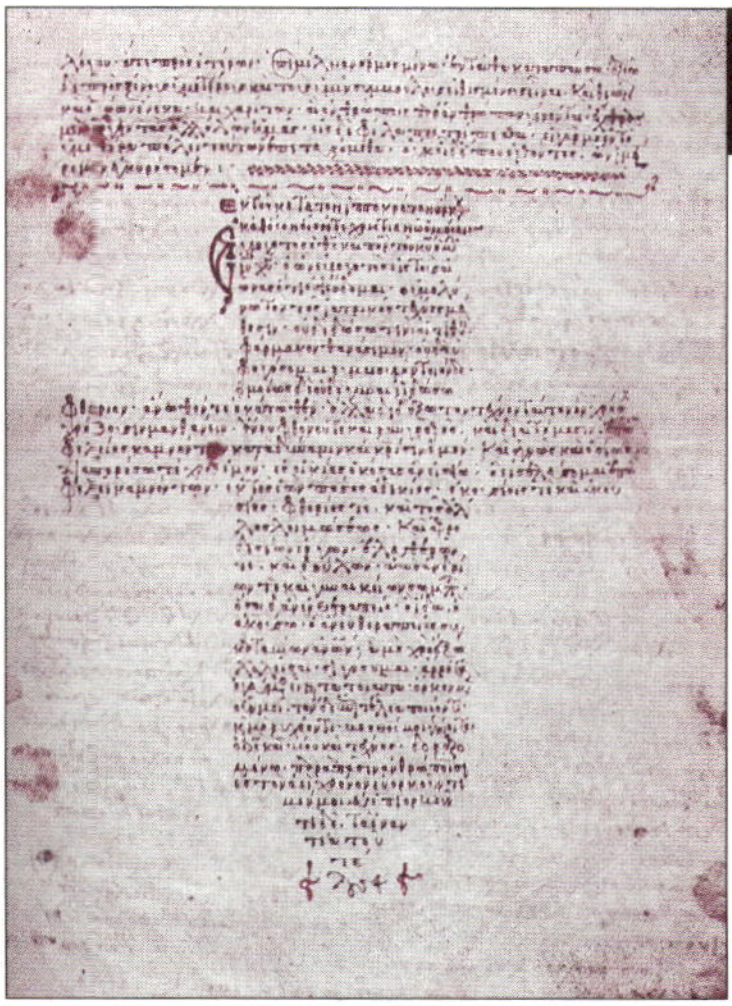

ヒポクラテスの著した『ヒポクラテス全集』

医学に関する文章を収めた全集。医師の倫理をギリシアの神に宣誓する「ヒポクラテスの誓い」は医学校の卒業式などで使われます。写真は12世紀の写本。

1〜2世紀

Ancient times

中国発の「ペスト」シルクロード交易で西へ

Infectious Diseases

60~90%を死に至らしめる「黒死病」

「黒死病」とも呼ばれ、長年恐れられてきた伝染病「ペスト」。14世紀に起きた大流行では、当時の世界人口4億5000万人のうち22%にあたる1億人が死亡するなど、流行するたびに世界中を震撼させる病です。1世紀頃の中国で誕生したペストは、2世紀頃にはローマ帝国全域へと広がって、大流行を引き起こしました。

ペストはペスト菌が原因の法定伝染病。げっ歯類に付いたノミを媒介とする、おもにネズミの病気です。皮膚や粘膜の傷、飛沫感染によって人へも感染。致命率は非常に高く、抗菌薬による治療が行われない場合には患者の60%から90%が命を落とすといいます。症状はだるさなどから始まり、次いで強い筋肉痛を伴った高熱。その後、循環器系が強く冒され心衰弱してしまうのです。別名の「黒死病」とは、感染者の皮膚が内出血によって紫黒色になることから付けられたもの。真っ黒になって死んでいくから「黒死病」です。

ペストが誕生したのは、中国の雲南省辺りではないかと推定されています。紀元前頃、世界には四大文明が存在していました。それぞれの地域には環境や歴史背景などに由来した「固有の伝染病」が常駐していたと考えられます。中国地域での「固有の伝染病」にあたる病が「ペスト」だったというわけです。中国で生まれたペストが次いで大流行を引き起こしたのは「ローマ帝国」。ずいぶんと距離が離れた地域です。これまで、疫病は人や物資の移動、都市の拡大などを通じて周辺地域へと伝播していくものでした。しかしペストは中国からローマ帝国へと広がります。これは「シルクロード」を通じて、物資の交易だけでなく、疫病の交易も行われたからです。

交易ルートを通って「東西の感染症」が交換

シルクロードとは、古代の中国とヨーロッパを結んだ交易路。中国からは特産品のシルクが盛んに運ばれたことに由来する呼び名です。シルクロードの名称は19世紀、ドイツの地理学者リヒトホーフェンが、その著書『支那』で「ザイデンシュトラーセン」と紹介したのがはじめ。ドイツ語で「絹の道」を示す言葉が、「シルクロード」として広く使われるようになったのです。

2～3世紀以降、ローマ帝国をはじめとするヨーロッパと中国は、シルクロードを通じて様々な物資を交易しました。ヨーロッパからは宝石、ガラス製品、金銀細工、じゅうたんなど。中国からは絹、漆器、紙が運ばれました。この際、必要な物資や人材とともに運ばれてしまったのが疫病です。ヨーロッパからは天然痘や麻疹、中国からはペストがそれぞれ運ばれたと考えられます。先にも述べたように、ペストはネズミなどのげっ歯類を通じて広がる感染症。砂漠などを隊を組んで通行する商人たちによる隊商の荷物にネズミが交じって運ばれ、届いた先で人に病が移ったというのは、容易に想像できます。新たに伝わった病には、当然ながら免疫がありません。双方で新たな病が大流行し、それぞれの地域では人口が激減するほどの犠牲者が生まれたとされます。

「ペストは中国起源」とする説は以前からありましたが、その裏付けとなるデータはありませんでした。しかし2010年に新たな論文が発表されました。論文は、世界各地で17株のペスト菌を収集してまとめられたものでした。その遺伝子配列を詳細に調査した結果、ペスト菌の共通祖先がわかったといいます。ペスト誕生の地は、2600年以上前の中国まで遡ります。以前より盛んにとなえられていた「ペスト中国起源説」が事実である可能性が高いことがわかったのです。中国で生まれたペストが、シルクロードを経てユーラシア大陸の西側に到達したとの考えが裏付けられたといえるのではないでしょうか。

紀元前1～2世紀頃、シルクロード交易が盛んになったのは、交易を行う十分な動機と安全が確保されたからだとされます。たしかに交易の利益と、厳しい旅路を経て物資を運ぶ危険とを天秤にかけ、プラスになると判断できないのであれば、交易が行われるはずはありません。当時はペストや天然痘などの感染症の原因はわからなかったと思われますが、交易と疫病が無関係ではないと気付いていた可能性はあります。隊商が行き来するメリット、つまり「交易品」と、デメリットとなる「感染症」を比べた結果、なおプラスになるほど、シルクロード交易は旨味のあるものだったのかもしれません。

シルクロードと「一帯一路」計画

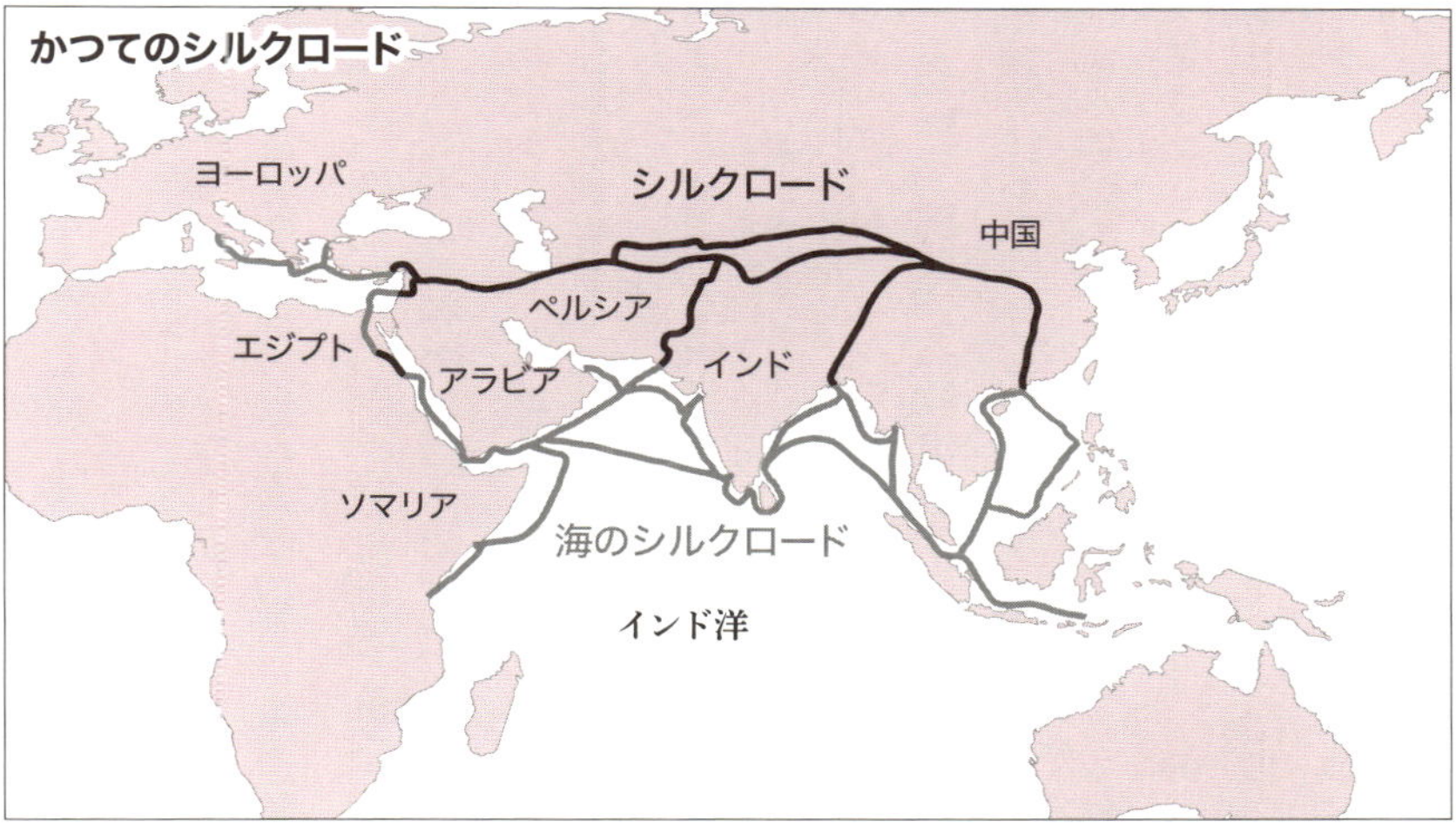

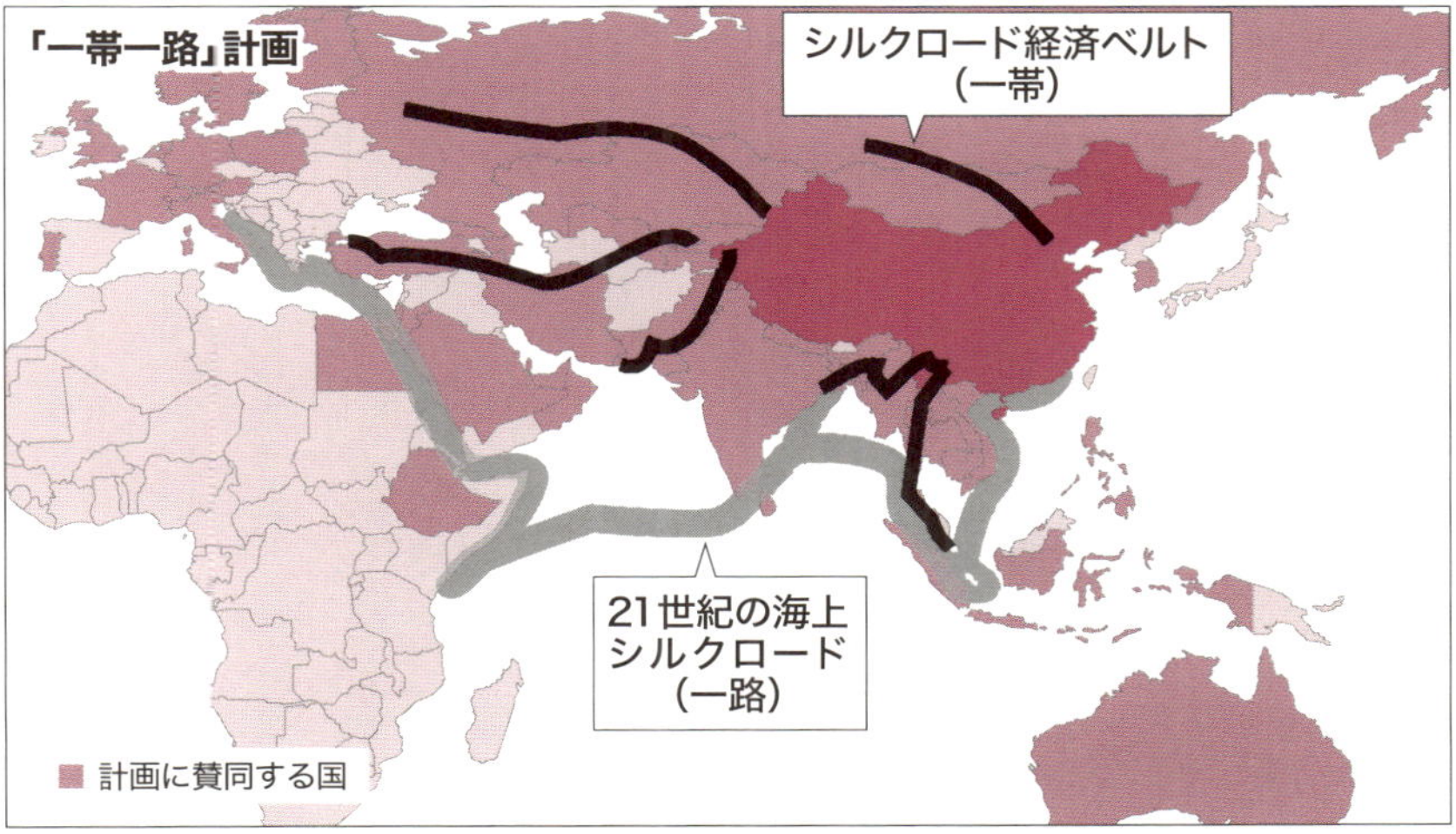

上図がかつてのシルクロード。下図の中国が進める「一帯一路」は、ユーラシア大陸を通る東西の交通路「シルクロード」と重なる「新シルクロード構想」だといえます。

古今東西、疫病は人の交流とともに運ばれる

先史時代、周辺地域へのみ広がっていた感染症。遠く離れた地域間を人々が移動し、人やモノを運ぶとともに、感染症の拡散力は強く、迅速になってきます。その第一歩が、シルクロードを通っての交易だったのでしょう。その後も、世界は海路、陸路、空路と、さらに様々なルートでつながり、人もモノもより頻繁に行き来するようになりました。たとえば同じ陸路でも、徒歩にはじまり、動物や原始的な車などを使っての移動から、自動車や列車を介してのものになるなど、かつては果てしなく広かったはずの世界は、ずいぶん小さくなりました。世界が狭く、小さくなり、お互いが近くなれば、感染症が伝播するスピードもまた速くなります。

2013年、中国のトップである習近平国家主席が「一帯一路（いったいいちろ）」構想を打ち出しました。かつての「シルクロード」をイメージに、「シルクロード経済ベルト（一帯）」と「21世紀の海上シルクロード（一路）」で構成する物流ルート。これは2049年までの完成を目標に進められている、史上最大規模のインフラ投資計画です。中国側の構想としては、一帯一路により貿易を活発化させ、ルート上にある各国の経済成長を促す計画だとされます。新型コロナウイルスの影響が色濃く出たイタリア、イラン、パキスタン。とくにイランの状況は周囲の国と異なり、世界各国の感染の前から早い段階で多数の感染者を出し、中東で突出した感染国でした。これらの国々はいずれもこの「現代のシルクロード」計画に参加しています。はるかな時を経て、今回もシルクロードが疫病を運んだとも考えられそうです。

2章：中世の秩序を揺るがせた「黒死病」

Middle Ages

541～542年

Middle Ages

記録に残る最初の大流行 ユスティニアヌスのペスト

Infectious Diseases

536年、東ゴート王国からローマ奪還

395年に東西に分裂したローマ帝国ですが、西ローマ帝国はたび重なる蛮族の侵入や各地の反乱により疲弊し、476年についに滅びました。一方で東ローマ帝国（ビザンツ帝国）は地中海を支配し、いまだ強大な力を保持していました。当時まだ世界の中心は西欧ではなく、アナトリア半島やペロポネソス半島を中心とした地中海東岸だったのです。

しかし、アウグストゥスに始まる「パックス・ロマーナ」の頃の威光には程遠く、ユスティニアヌス帝は威信回復のために躍起になっていました。527年に即位したユスティニアヌスはまず「ローマ法大全」を編纂しました。これは雑多に使われていた古代ローマ法を整理し、改めてまとめ上げたものでした。これは今もヨーロッパ諸国の法の根底にあるのです。

また国内で勃発した大規模反乱を鎮圧した彼は、失われたローマ帝国領の回復に乗り出しました。

旧西ローマ帝国領に勝手に建国されたゲルマン民族諸国家の征服を開始したのです。536年に東ゴート王国からローマを奪還するなど成果を上げることに成功します。

皇帝自身も感染し、帝国再興の夢はとん挫

しかし、そんなユスティニアヌスのローマ帝国再興への野望は、ペストの大流行によってとん挫します。541年から始まる「ユスティニアヌスのペスト」です。これは伝染病の流行としては、信頼性のある記録が残っている最初のものとされています。ユスティニアヌス自身も命は助かりましたが、感染してしまいました。

疫病は東はササン朝ペルシアから西は南ヨーロッパまで広がっていったのでした。歴史家プロコピオスが著した『戦史』において、首都コンスタンティノープル（イスタンブル）の凄惨な状況が生々しく描かれています。最盛期にはコンスタンティノープルだけで1日1万人が死亡。死体を埋葬することもできず、ただ積み上げるしかなく、都全体に死臭が漂っていました。当時のコンスタンティノープルの人口の33～40％が死亡したと推定されています。

プロコピオスによると、疫病はササン朝ペルシアが支配していたエジプトから始まったようです。交易によって運ばれてくる穀物に感染を媒介するネズミが紛れ込み、コンスタンティノープルに入り込んだのでしょう。現在の研究ではこの時のペストはケニア、ウガンダ、コンゴなどのサハラ以南の地域で発生したものがエジプトに移動した、または別の経路でコンスタンティノープルに到達したと推定されています。

「ユスティニアヌスのペスト」は冬が訪れると小康状態になり、春がくるとまた猛威を振るうというパターンを繰り返しました。この6世紀の大流行はその後も散発的に8世紀まで続き、地中海沿岸部の人口が回復するには相当な時間がかかりました。

地中海から北方に西欧社会の中心が動いた

疫病により人口が激減したことで、東ローマ帝国の税収は悪化。おりからの外征、ハギア・ソフィア聖堂の再建などで莫大な税金を必要としていたユスティニアヌスは大打撃を受けたのでした。彼はその後も外征を続けますが、疫病により弱体化した東ローマ帝国は大した成果を上げることもできず、いたずらに国力を疲弊させていきました。

ユスティニアヌスは東ローマ帝国領土を大きくし、その最盛期を実現したのは確かですが、疫病の影響もあり、彼の死後、東ローマ帝国は衰退していきます。7世紀に入り、イスラム勢力がアラビア半島から地中海沿岸に侵出してきても、せいぜい形だけの抵抗しかできなくなってしまうほどでした。

古代ギリシア文明の頃から地中海沿岸部がヨーロッパ文明の中心でしたが、「ユスティニアヌスのペスト」以後、中心は北部に移っていきます。これは人口が密集し、交易路によって人と人とが密接に関係していた地中海沿岸部に比べて、人口が少なく、田舎だった北部のほうがペストの被害が少なかったからでしょう。やがてカール大帝が800年にローマ教会の庇護者として戴冠(たいかん)されるなど、フランス、ドイツを中心として新たなヨーロッパ秩序が形成されていったのです。

7世紀のペスト流行を描いた絵画

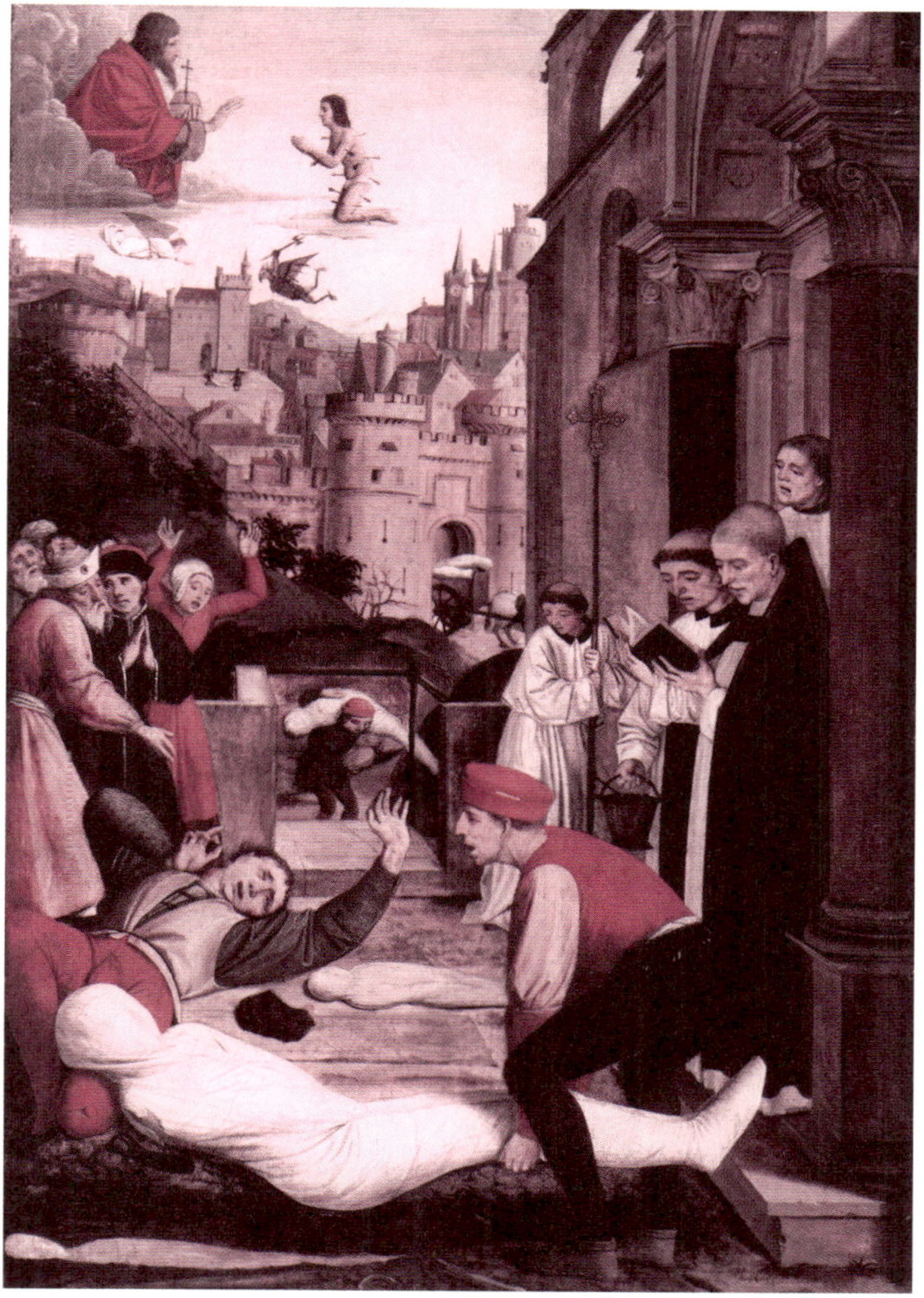

『ペストの流行を鎮めようとする聖セバスティアヌス』／ジョス＝リーフェリンクス。上部に描かれている矢で射られた半裸の男性は、聖セバスティアヌス。彼はペストから信者を守ると信じられていました。

610年、762年

Middle Ages

隋はペスト、唐は謎の疫病王朝の崩壊を促した災厄

Infectious Diseases

煬帝が完成させた大運河が感染経路!?

「ユスティニアヌスのペスト」によって東ローマ帝国が大混乱に陥った頃、東の帝国である中国の隋でもペストの流行により人口が激減したことが記録されています。

589年に隋が陳を滅ぼして、西晋解体以来、約300年ぶりに中国統一を果たしました。統一を果たした隋の文帝は科挙を実施するなど、のちの中国文化に多大な影響を与えるような内政改革を次々と行います。604年に文帝が崩御すると煬帝(ようだい)が跡を継いだのでした。ペストが大流行したのは暴君としても知られるこの2代目皇帝煬帝の治世でした。

煬帝は土木事業に大々的に投資をしました。まずは北方異民族突厥(とっけつ)への備えとして長城の修築を行いました。また華北から江南をつなぐ大運河の開削にも力を入れていました。これらの事業には莫大な資金と、数百万もの人民が投入されました。労役は大変過酷でたくさんの人々が命を落とし

ていました。さらに煬帝は高句麗への遠征も繰り返し、民への税負担は苛烈なものでした。

そのような情勢だった610年頃から中国でもペストが流行し始めます。一般にペストといえば中国から西欧に広がっていったものだと考えられています。しかし、「ユスティニアヌスのペスト」が542年、隋代のペスト流行が610年ですから、この時は西方から東方へと病気が伝播していったのでしょう。「広東省など沿岸地域ではよく見られるが、内陸部ではまれである」という記述が残されていることから、海路経由で中国に入ってきたと思われます。ただ疫病が広がり始めた610年といえば大運河が完成した年でもありますから、もしかしたら完成した大運河を渡る交易船を利用してネズミが全土に移動したことが疫病蔓延の一因になっていたかもしれません。

ペストで荒廃した隋で大規模反乱が起こる

疫病は610年以降の半世紀で7度流行し、おびただしい数の人が倒れました。重税、労役に苦しめられてきた民衆たちは、さらに疫病にもさいなまれたのでした。

当時の中国では疫病や飢饉は為政者の徳が足りないことが原因と考えられていました。たまりにたまった民衆の負担が反乱という形で噴出。618年に煬帝は殺されて、隋は崩壊。李淵・李世民の親子が唐を建国したのでした。

唐では2代皇帝として即位した李世民が「貞観の治」と呼ばれる安定した政治を実現し、唐を大いに発展させました。また第3代の高宗も高句麗を征伐し、唐はその絶頂期を迎えることに成功したのでした。

しかし、記録によれば隋末の大流行以降も、沿岸部の諸省ではたびたび病気が流行したことが記録されています。とくに南部で死者が多かったようで顕著な人口の減少が見られました。こうした沿岸部での疫病の流行にもかかわらず、8世紀の玄宗の時代は開元の治と呼ばれ、再び絶頂期を迎えたのでした。しかし、この繁栄も長くは続きませんでした。

唐でも疫病が蔓延、大帝国が傾いた

755年に節度使らが安史の乱を起こし、唐は混迷を極めていました。そんな中、どのような病気がはびこったのかはわかりませんが、762年に長江下流域一帯で疫病が流行しました。『旧唐書』には「江東大疫し、死者半ばを過ぐ」とあり、罹患者の半分以上が亡くなるという悲惨な状況に陥ったようです。この疫病蔓延の少し前に水害も起こっており、年貢を課すこともできなくなってしまいました。戦乱と水害が流行のきっかけだったのかもしれません。北方の戦乱から沿岸部まで逃れてきた人たちの中に罹患者がいたということも十分に考えられます。

反乱により悪化していた財政はさらに悪化したと考えられます。唐は反乱の鎮圧を満足にできず、北方の異民族であるウイグルの力を借りねばなりませんでした。なんとか節度使の反乱は鎮圧したものの、今度はウイグルたちが内政に干渉してくるようになり、唐の威信は大きく低下してしまったのでした。これにより唐は徐々に衰退していきます。疫病は隋が崩壊するきっかけをつくり、さらにその後、唐でも間接的に国家崩壊につながる大きなダメージを与えたのでした。

京杭（けいこう）大運河

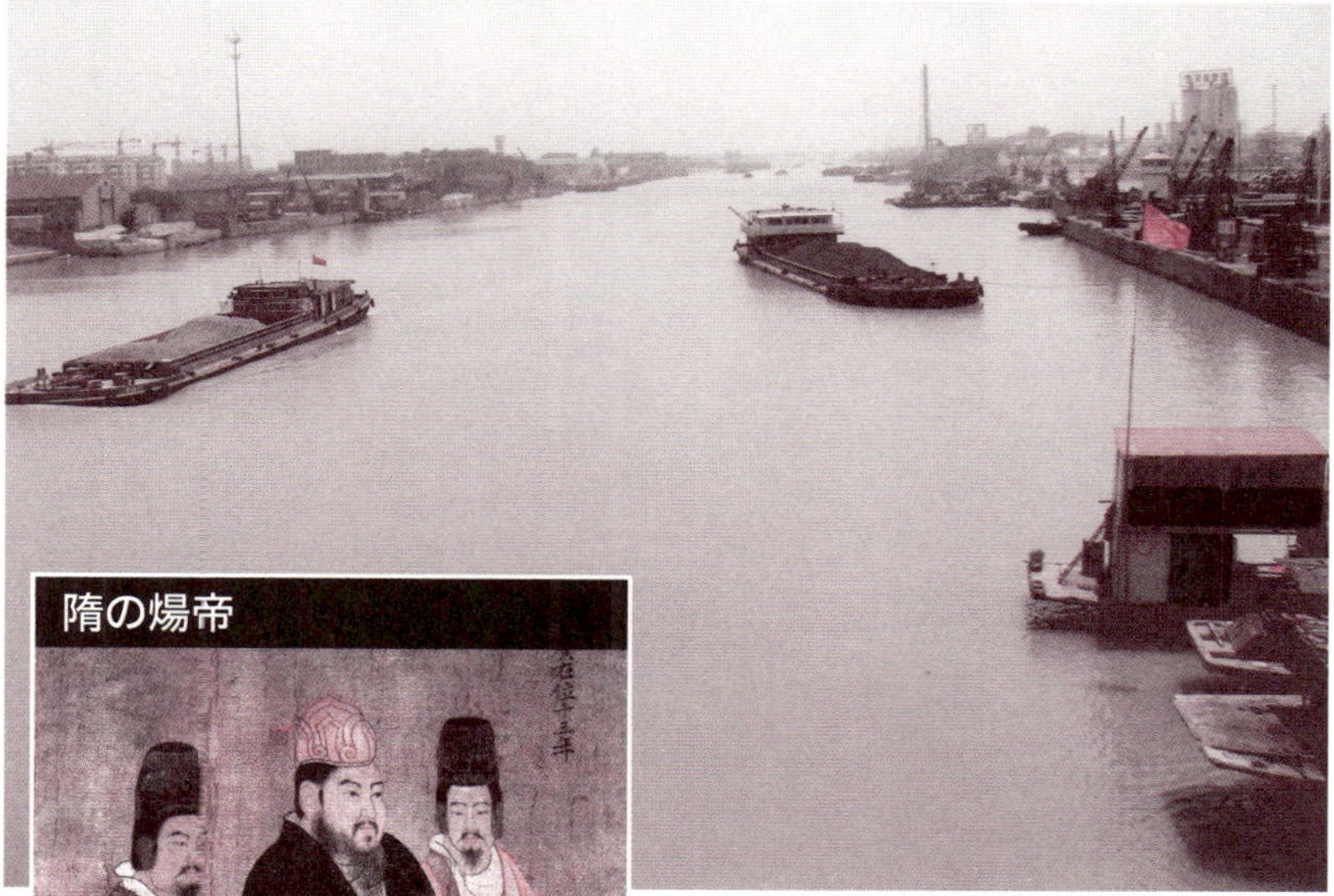

隋の煬帝

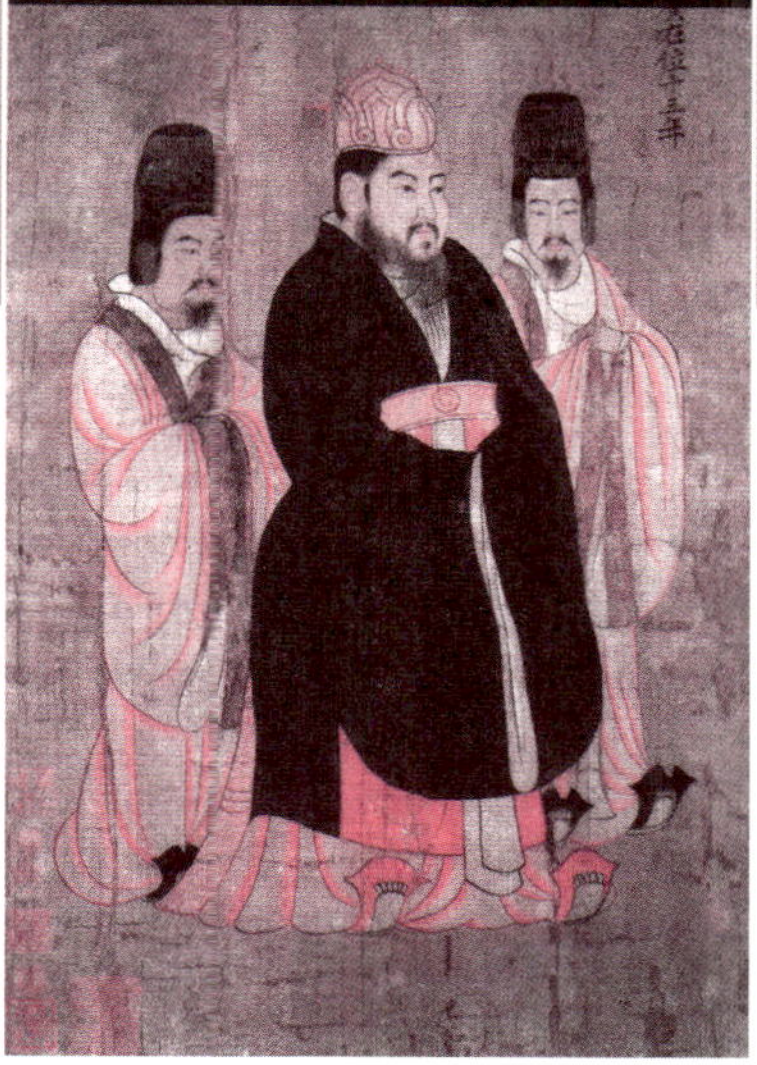

中国史を代表する暴君として知られる煬帝は、反乱が起こっても現実逃避をするかのごとく酒に溺れるようになっていったのでした。

中国の北京から杭州までを結ぶ、総延長2500キロメートルに及ぶ大運河。民を労役で苦しめたとされる大運河ですが、その後の中国史では非常に重要な役割を果たし、唐の繁栄にも大いに貢献しました。

天然痘（てんねんとう） Smallpox

病原体：オルソポックスウイルス属のウイルス
感染経路：呼吸器経由や、患者の発疹から出た膿（うみ）により感染
症状：発熱、全身に発疹が出て膿疱（のうほう）になり、快癒した後も一生跡が残る

「あばたもえくぼ」ということわざがあります。このあばたとは、天然痘による発疹がつぶれた跡のことを指します。

かつて、天然痘は伝染性が強いうえに死亡率が高く、さらに快復しても醜く一生残るあばたによって恐れられていました。肖像画を描くことが一般的になったルネサンス期以降は天然痘による瘢痕（はんこん）を描かないことが暗黙の了解とされていました。

18世紀にジェンナーが牛痘を利用した種痘法を実用化したことから天然痘は予防できる病気になりました。日本でも緒方洪庵（おがたこうあん）が種痘を行ったことが有名です。予防法の確立により、かつては世界中で蔓延（まんえん）していた天然痘は1980年に根絶が宣言されました。人類は長く続いた天然痘ウイルスとの戦いに勝利したのでした。

牛痘接種を行うジェンナー

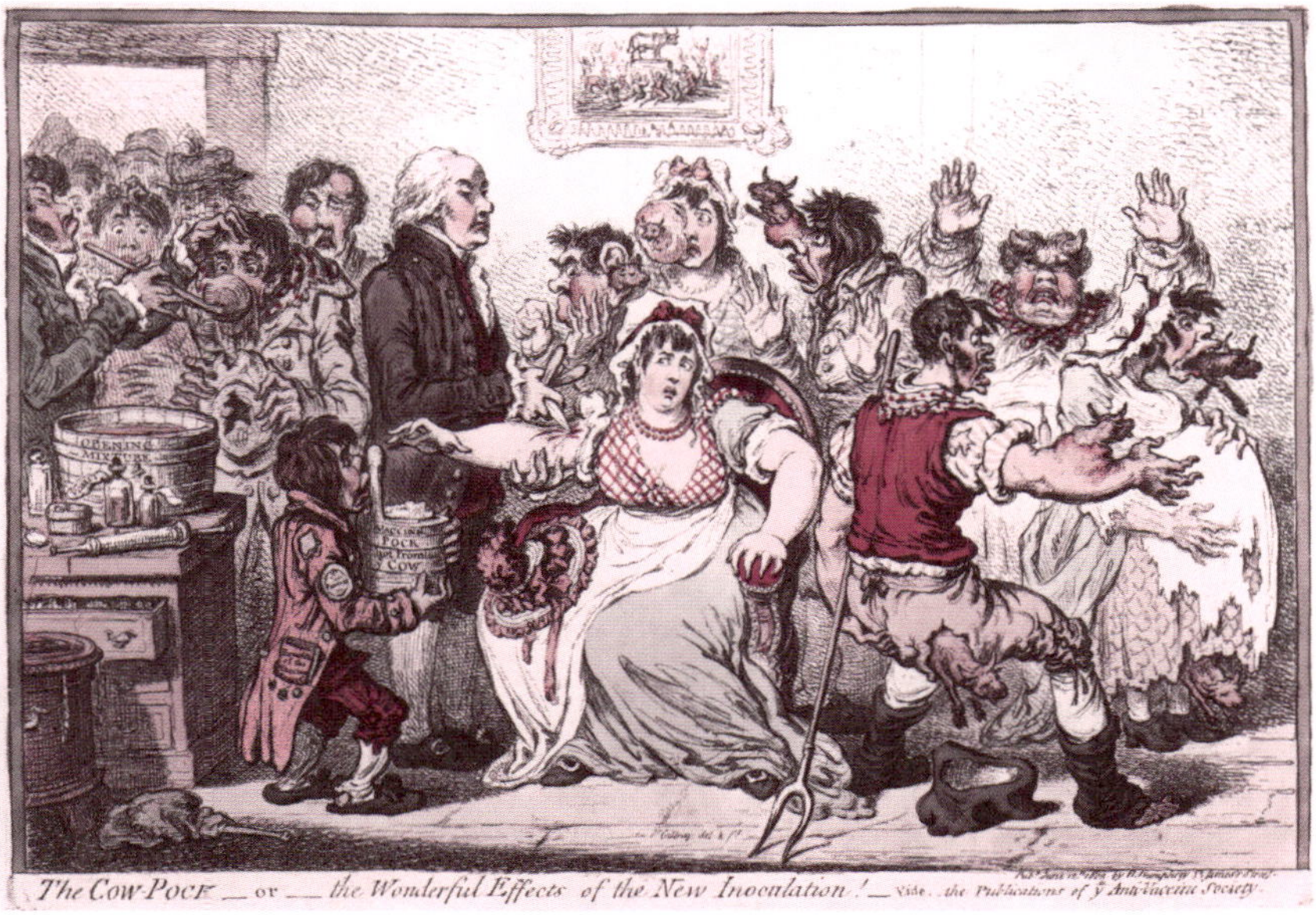
The Cow-Pock __ or __ the Wonderful Effects of the New Inoculation! __ Vide. the Publications of ye Anti-Vaccine Society.

牛痘接種を行うジェンナーを描いた戯画／ 1802 年。ジェンナーは、牛が飼育されていた地域では牛痘にかかると天然痘にならないという伝聞に着目し、牛痘患者の膿から抽出した液体を注射する牛痘種痘法を考案しました。効果はありましたが、接種した人間は牛になるという偏見などにより、広まるには少し時間がかかりました。

735〜737年

Middle Ages

日本へ伝播した天然痘が奈良の大仏建立につながる

Infectious Diseases

総人口の約3割にあたる100万人が死亡

藤原4兄弟が政治の実権を握り、遣唐使や遣新羅使が派遣されるなど積極的な対外政策を進めていた奈良時代の日本では、文化や技術を柔軟に取り入れたことで、天平文化が花開くことになりました。しかし、735年頃から疱瘡（ほうそう）、つまり天然痘が流行してしまいます。ちょうど遣新羅使が帰国するタイミングにあたることから、新羅からもたらされたのでしょう。当時の総人口の約3割にあたる100万人以上が死亡したとも推定されています。

日本を大混乱に陥れた天然痘とは天然痘ウイルスにより引き起こされる感染症で、高熱を出し、全身に発疹ができ、発疹は体表だけでなく呼吸器や消化器など内臓にも及びます。致死率は20〜50％と非常に高く、患者の発疹がつぶれた際に出る膿（うみ）による感染力が強いため、大変恐れられた病気です。この天然痘が流行したことにより、日本は劇的に社会が変化していきました。

「長屋王の呪い」と恐れられた疫病

中大兄皇子(なかのおおえのおうじ)とともに大化の改新を進めた中臣鎌足(なかとみのかまたり)の息子である藤原不比等(ふひと)は、奈良時代前期に地盤固めに奔走し、大きな権力を握ることに成功しました。平城京遷都も彼が主導した事業の１つです。彼は娘の光明子(こうみょうし)を聖武天皇に嫁がせ、息子の武智麻呂(むちまろ)、房前(ふささき)、宇合(うまかい)、麻呂(まろ)の４兄弟に藤原氏繁栄を託して７２０年に没しました。４兄弟は、藤原氏による独裁政治を目指し、光明子を皇后にしようともくろみます。これに反対したのが当時右大臣だった長屋王ら皇族勢力でした。藤原４兄弟と長屋王の間で激しい政争が行われました。７２９年、「長屋王が呪術により国家を傾けようとしている」という密告を受け、藤原４兄弟は派兵し、長屋王の邸宅を包囲。長屋王は自害に追い込まれてしまいます。長屋王の変です。長屋王の変により、反対勢力を一掃した４兄弟は政治の実権を握ることに成功。これまで皇后となる女性は皇族出身にしか許されていませんでしたが、姉である光明子を立后させたのでした。ここに、藤原氏の子女が皇后になるという先例を打ち立てたのです。

向かうところ敵なしとなった４兄弟ですが、彼らの野望は天然痘の大流行によって阻まれます。未曽有(みぞう)の大流行の中で、実権を握っていた４兄弟全員が病死してしまいました。７３７年に流行は収まりましたが、その後の日本に与えた影響は甚大なものでした。もし４兄弟のうち誰かが生き残っていれば、日本史は今とまったく違ったものになっていたかもしれません。

天然痘の大流行は、奈良時代末期から平安時代初期にかけて藤原氏と他氏の権力闘争を招きました。４兄弟の病没により、大混乱に陥った朝廷を支えたのは４兄弟の政敵だった橘諸兄(たちばなのもろえ)や吉備(きびの)

真備(まきび)たちでした。これに反抗したのは4兄弟の子息たちでした。宇合の息子である藤原広嗣(ひろつぐ)は740年に反藤原派の排除を要求し、大宰府で挙兵します。外戚である藤原氏が起こした反乱でしたが、聖武天皇はこれを討伐します。一時は実権を握っていた藤原氏ですが、その影響力は大きく低下していたことがよくわかります。

疫病を鎮めるために東大寺と大仏を建立

天平の大流行は政治情勢だけでなく、社会体制も大きく変化させることになりました。農民が減り、食糧が不足したことから、食糧増産をもくろんで743年に墾田永年私財法が施行されました。墾田永年私財法により土地の私有が認められ、有力貴族や寺社勢力は広大な荘園を得ることが可能になりました。こうして平安時代の貴族政治につながっていくことになります。土地はすべて国家のものとする律令制は、実質的にここに崩壊したのです。いうなれば天皇・皇族を中心とした律令制は、天然痘の流行によりとどめを刺されたともいえるでしょう。

また文化の面でも天然痘の流行は大きな爪痕を残しました。聖武天皇は悲惨な疫病に心を痛め、仏教に深く傾倒し、東大寺と大仏の建造を命じ、さらに日本各地に国分寺を建立させました。この疫病の原因を、自分が見殺しにした長屋王の呪いと考えたのかもしれません。唐から鑑真を招き、唐招提寺を開いたことからも日本で仏教熱が高まったことがよくわかります。やがて平安時代には遣唐使として派遣された最澄と空海がそれぞれ天台宗と真言宗を開き、今に続く日本の仏教文化を開花させるのでした。

疱瘡（天然痘）を追い払う武人

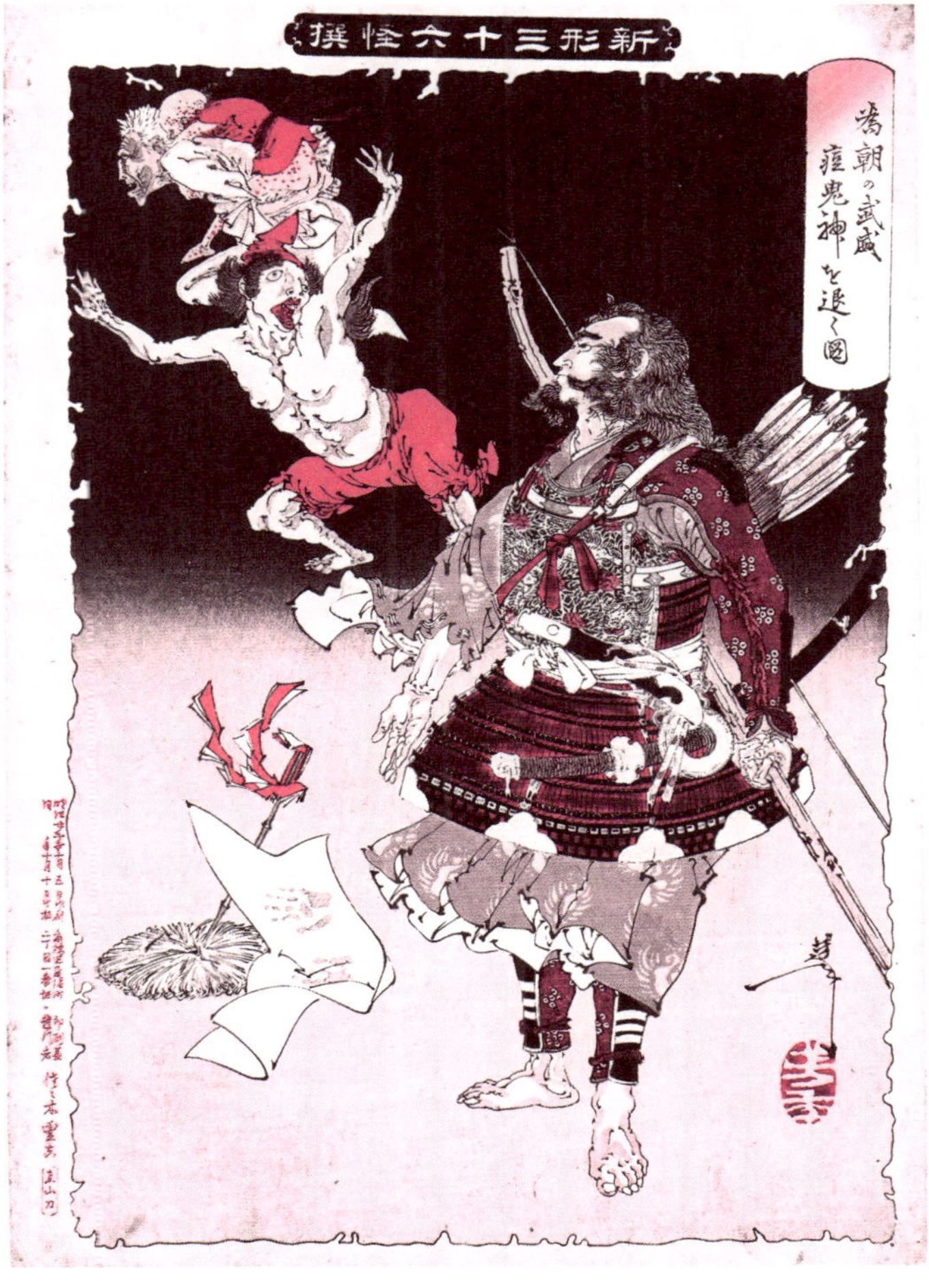

『新形三十六怪撰』より「為朝の武威痘鬼神を退く図」／月岡芳年／ 1889 ～ 1892 年。源為朝が疱瘡神を追い払っている浮世絵は、武勇伝がある為朝に疱瘡神を倒してほしいという願望を表現したものです。古今東西、疫病の流行は神の祟りとして恐れられた。日本でも天然痘を神格化し、まつることで病状が軽くなることを祈りました。

11〜13世紀

Middle Ages

十字軍の遠征によって西欧中に広まったハンセン病

Infectious Diseases

古代ローマ帝国の拡大とともに広まる

皮膚の結節・潰瘍(かいよう)・硬化、末梢神経の肥厚、目の異常など、外見に大きな影響を与える症状を引き起こすハンセン病は、らい菌の感染が原因となります。らい菌が発見されるまで、ハンセン病は神が与えた罰であるとか、遺伝性の病気であるといった差別や誤解が流布され、ハンセン病患者はいわれなき偏見の目にさらされてきた歴史があります。

近年の研究によればハンセン病の起源は東アフリカや、エジプト・トルコ・バルカン半島周辺のアナトリア半島・近東であり、そこから人の移動を介して世界に広がっていったことが明らかになっています。古代ギリシア、古代ローマの時代からハンセン病に関する記述があり、かなり古くからヨーロッパに侵入していたことがわかります。著述家のプルタルコス（46頃〜120年頃）はハンセン病がペルシアから侵入した疫病であると記録を残しています。

ローマ帝国がその版図をヨーロッパ全体に広げると、ハンセン病もヨーロッパ内陸部に進出していきました。患者が増加したため、キリスト教会は各地に「ラザレット」と呼ばれる患者を救済する施設を設置しました。中世に入っても、ハンセン病患者は一定数おり、教会や国家がラザレットを整備していました。

多くのヨーロッパ各地の兵士が東方世界に赴く

ヨーロッパにおけるハンセン病蔓延（まんえん）のピークは14世紀に訪れました。原因は十字軍の派兵です。

1071年、東ローマ帝国がセルジューク朝に敗れたことを受けて、東ローマ帝国皇帝アレクシオス1世はローマ教皇に援助を求めました。これを受けて教皇ウルバヌス2世は1095年のクレルモン公会議でイスラム勢力に支配された聖地イェルサレムの奪還を目標とした十字軍の結成を訴えます。1096年、フランス・ドイツ・南イタリアの諸侯たちが参加して、第1回十字軍が結成され、イスラーム勢力と対峙します。1099年にはイェルサレムの奪還に成功、イェルサレム王国を建国したのでした。その後も、1270年までに7回にわたって十字軍は派遣されますが、1187年にはイェルサレムをイスラーム勢力に再び奪われ、再度獲得することはかないませんでした。

十字軍の遠征により、ヨーロッパと東方社会の交流が活発化し、多くの知識・人員が行き来しました。ハンセン病がすでに蔓延していたアナトリア半島を経由し、ヨーロッパ各地の兵士がパレスチナ地方と往来したことが原因となって、ヨーロッパ各地でハンセン病が蔓延したのです。イギリスでは十字軍帰還兵の中にハンセン病患者がいたことが記録されており、フランスでは帰還兵、巡礼者に交じって、多くのユダヤ人、アラブ人が主要な都市に渡ってきており、その中に罹患者がいたことが確認されています。

宗教的な患者救済と差別が顕著になる

13世紀までにどれほどの患者数が存在していたのかは判明していませんが、当時、ラザレットや「らい院」「らい村」といった療養所はフランスだけでも1500から2000カ所存在していたようで、どれほど流行していたのかがわかります。13〜14世紀にはヨーロッパ全体で100万人ほどの患者がおり、1万9000カ所もハンセン病患者の療養所が設置されて、猖獗（しょうけつ）期を迎えました。

こうした患者の増加を受けて、カトリック教会は患者救済のために1179年にラテラン公会議を開いています。また聖フランシスコや聖女エリザベートらの献身的な救済活動は各地に波及し、組織的に患者救済を行いました。キリスト教では旧約聖書のレビ記でハンセン病と思われる患者への対処方法が細かく記され、さらに新約聖書ではキリストが重度の皮膚病患者を触るだけで治したという奇跡が描かれていることから、皮膚病患者を手厚く看護することは宗教的な使命であると考えられていたからです。

一方でハンセン病患者の結婚や相続を禁止する、都市から追放するなどの差別的な施策が多く行われたことも事実でした。遺伝性がないことが判明し、すでに治療法が確立していた20世紀になっても差別的な政策が世界各国に残りました。患者に対する偏見は今も根深い問題として社会に重くのしかかっています。

皮膚病を癒やすイエス＝キリストのモザイク画

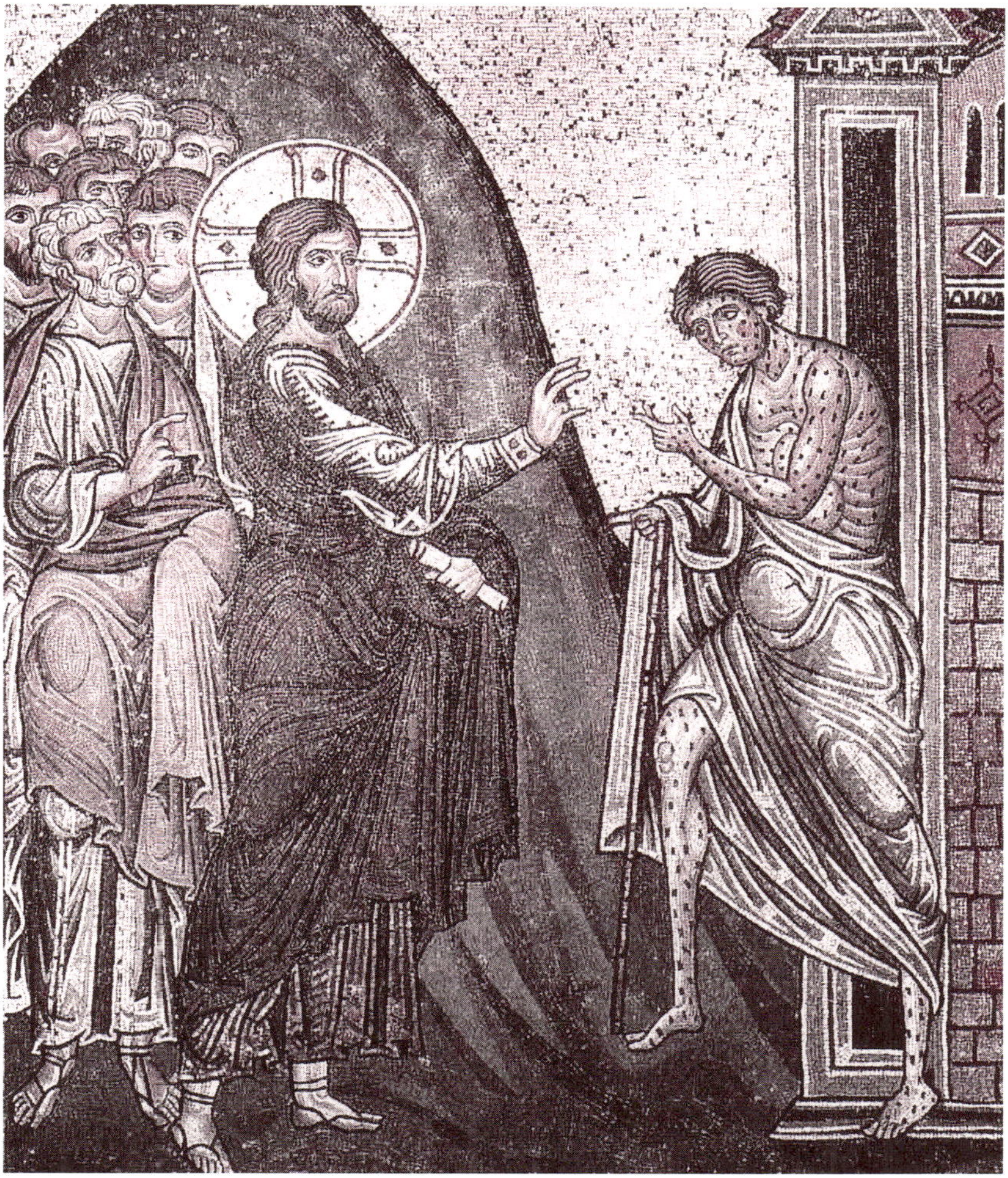

皮膚病患者を慈しみ奇跡によって治療したイエスはキリスト教の慈愛を象徴しており、ハンセン病の組織的な救済につながります。

ペスト

Plague

病原体：腸内細菌科のペスト菌

感染経路：ペスト菌に感染したネズミなどのげっ歯類の動物からノミを介して感染

症状：倦怠感、発熱、全身筋肉痛、嘔吐、吐き気、脇下・鼠径部のリンパ節の腫れ・痛み

ペスト菌は史上最大のパンデミックを引き起こした細菌として名高い。英語で疫病を意味する「Plague」とはまさにペストのことで、疫病＝ペストとなるほど鮮烈なイメージを残したことがわかります。

ペストはペスト菌の感染の仕方と症状の出方によって「腺ペスト」「肺ペスト」「敗血症型ペスト」に分類されています。最も多い腺ペストでは死亡率は30～60％にも上ります。ペストの別名である「黒死病」は感染者の皮膚が内出血により紫黒色になることに由来しています。

19世紀末に北里柴三郎らが原因菌を発見しました。これにより感染防止対策が採られ、流行は激減していくことになりました。しかし、現在でも南北アメリカ、アフリカ、アジアの農村部で風土病的に残っています。

ペスト医師を描いた版画

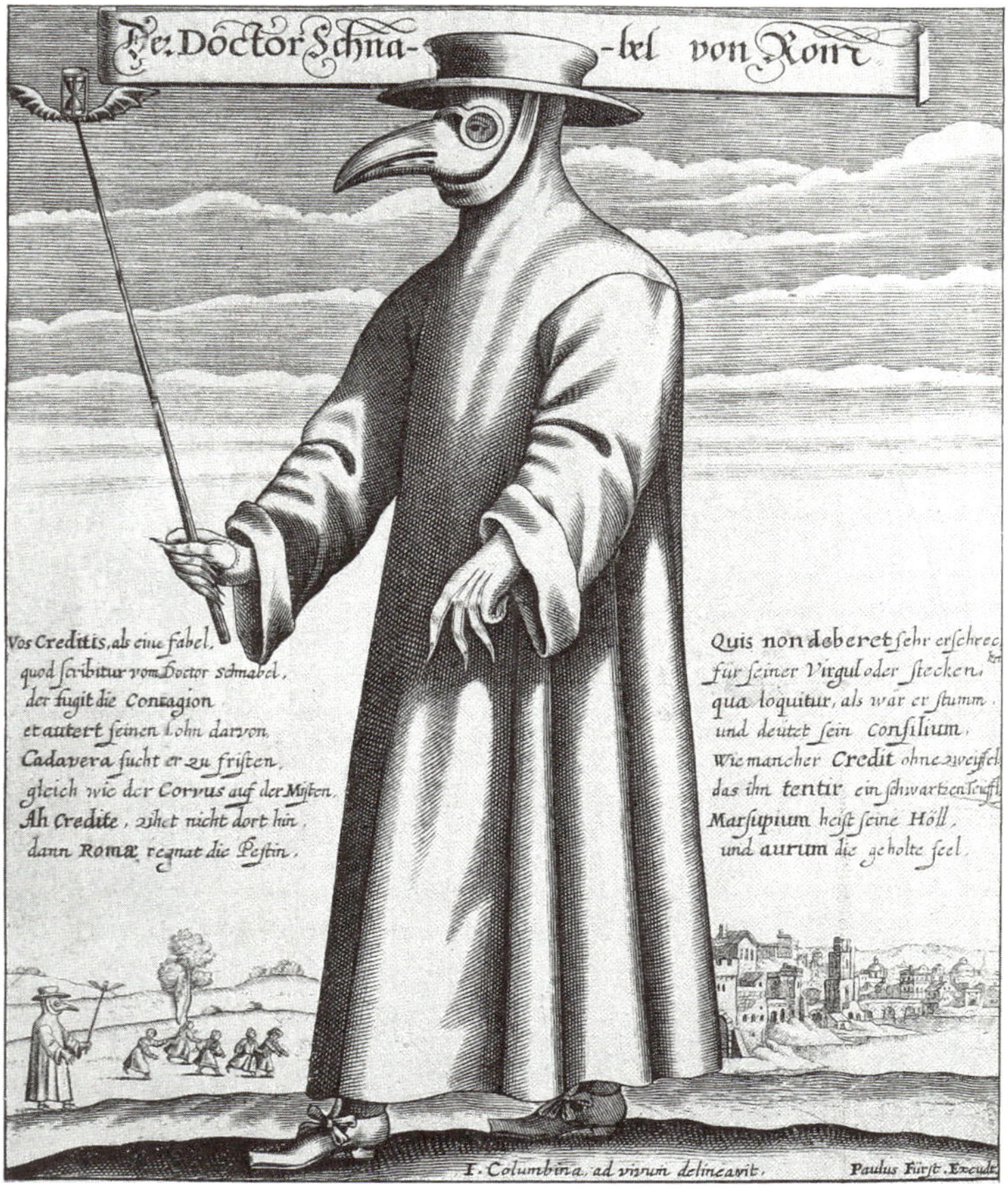
Der Doctor Schna-
-bel von Rom
Vos Creditis, als eine fabel,
quod ſcribitur vom Doctor ſchnabel,
der fugit die Contagion
et aufert ſeinen Lohn darvon,
Cadavera ſucht er zu friſten,
gleich wie der Corvus auf der Miſten.
Ah Credite, ſihet nicht dort hin,
dann Romæ regnat die Peſtin.
Quis non deberet ſehr erſchrecken
für ſeiner Virgul oder ſtecken,
qua loquitur, als wär er ſtumm,
und deutet ſein Conſilium,
Wie mancher Credit ohne zweifel
das ihn tentir ein ſchwartzen Teufl
Marſupium heiſt ſeine Höll,
und aurum die geholte ſeel.
I. Columbina, ad vivum delineavit.
Paulus Fürst. Excudit.

『ペスト医師を描いた版画』／パウル＝フュルスト／ 1656 年。ペストは瘴気（しょうき）（悪い空気）によって感染すると考えられ、治療にあたる医師はニンニクやタイムなどの香草をくちばしの部分に詰め込んだ特別なマスクを着用しました。ペスト医師と呼ばれる彼らは全身を防護し、患者に直接触れないように木の杖を使って診察しました。

14世紀

Middle Ages

既存の社会を破壊した中世の「黒死病」の大流行

Infectious Diseases

温暖化に伴って農業革命が進んでいた欧州

6世紀の「ユスティニアヌスのペスト」以降、8世紀半ばまで、ペストは地中海沿岸で数回流行を繰り返します。しかし750年頃以降、ペストは次の大流行までヨーロッパから姿を消します。十字軍の遠征によりハンセン病などとともにペスト菌もヨーロッパの各都市に入ってきたと思われますが、目立った流行はしていません。しかし、14世紀に入ってから、史上最悪の規模で大流行を引き起こし、全世界で7500万人から2億人が命を落としました。そんなペストの大流行以前、10世紀頃からヨーロッパでは農業革命が起こっていました。ちょうど10世紀から、寒冷だった気候が暖かくなり「中世温暖期」と呼ばれる気候に変化していたのです。気候に合わせて、三圃制（さんぽせい）（西欧の荘園で採られた典型的な土地利用法で、土地を3区に分けて利用する農法）が普及。さらに重量有輪犂（ゆうりんすき）や水車の利用が普及し、生産性が劇的に向上しました。

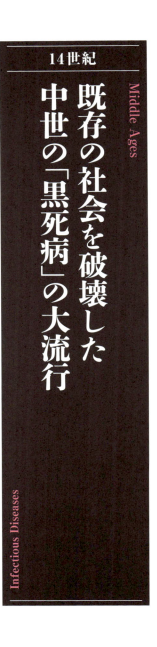

こうして成し遂げられた中世の農業革命によってイギリス、フランス、ドイツを中心に人口が増加し、都市に人が集中。対外進出を求める動きが活発化し、先述の十字軍遠征やイベリア半島でのレコンキスタが行われていきました。さらに生産力が向上したことで、余剰作物を盛んに売買するようになり、ローマ帝国崩壊より廃(すた)れて久しかった貨幣経済が復活し、イタリアの諸都市を中心として欧州の各港で交易が大々的に行われる商業ルネサンスが起こったのでした。

しかし、人口増加により、都市の衛生状況は悪化します。人間や動物の排泄物や生活ゴミは道に捨てられて悪臭を放ち、ペストを媒介するネズミの楽園になっていたのです。さらに農地確保のために辺境の土地の開拓が進んだことで森林が減少し、ネズミの天敵であるキツネ・オオカミなどの肉食動物が激減。ネズミが大発生してしまいます。

さらに14世紀に入ってから天候が不安定になります。とくに1314年からの数年間、異常な低温と長雨が続きました。これにより1315～17年はヨーロッパ全体で不作による深刻な食糧不足が起こります。飢饉で弱り切ったヨーロッパの人間をペストが襲ったのです。

大陸を制覇したモンゴル帝国が流行を起こす

黒死病と恐れられた14世紀のペストが最初に発生したのは中央アジアであったことが現在の定説です。13世紀から14世紀半ばにかけて中国から東ヨーロッパに至るまでユーラシア大陸をまたにかけるモンゴル帝国が最盛期を迎えていました。モンゴル帝国は領地の各所に宿駅を設置することで駅伝制を敷き、大帝国を横断する交通網と交通システムを構築します。これによりシルクロードを横断する貿易が活発化していました。この交通網を伝って、中央アジアで起こったペストの流行がまずは東方に移動します。1331年に中国で大流行が発生し、1334年には河北省で人口の9割にも相当する500万人の死者が出たと推定されています。

中国での大流行は隊商や遠征を続けるモンゴル軍を通して西方に伝播。シリア、パレスチナなどの中東、エジプトなどの北アフリカにまで到達します。キリスト教世界で最初にペストが流行したのは1347年クリミア半島の商業都市カッファ（フェオドシヤ）でした。

カッファはモンゴル軍に包囲され苦しい籠城戦に追い込まれていました。一方でモンゴル軍は東方から伝わってきたペストによって兵士が次々と倒れ、なかなか成果を出すことができませんでした。そこでモンゴル軍は、ペストで死んだ兵士の死体を投石機で投げ込み、都市に疫病を蔓延(まんえん)させるという恐ろしい戦法を実行しました。カッファはモンゴル軍を撃退することに成功したものの、戦禍とペストによって荒廃します。

イタリアの商業都市ジェノヴァ出身の商人を中心としてカッファで交易を行っていたヨーロッパ人は大慌てで逃げ出します。コンスタンティノープル（イスタンブル）を経由してシチリア島へ、さらにそこからジェノヴァ・ヴェネツィアなどのイタリア北部の諸都市まで船で避難しました。この船にペストに感染したネズミも乗り込んでいたことからペストは西欧に伝わってきたのです。

マルセイユ、フィレンツェ、ローマなどを皮切りに、パリ、ロンドンなどにペストは波及。西はイギリス、東はロシア西部に至るまでヨーロッパのほぼ全土がペストの餌食(えじき)になりました。商業ルネサンスによって各都市が交易で結び付けられていたことが災いしたのでしょう。

死の舞踏

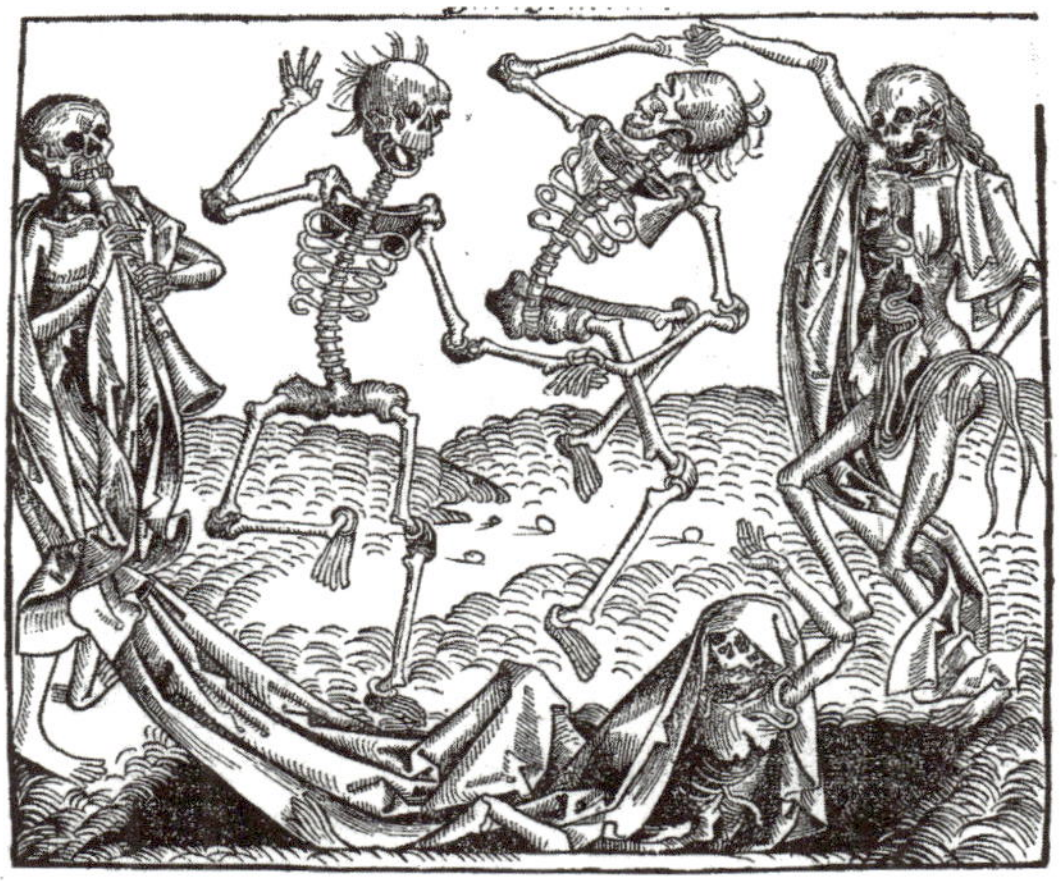

『死の舞踏』／ミヒャエル＝ヴォルゲムート／1493年。ペストが流行したことで、欧州では身分に関係なく死が訪れ、踊りながら墓地すなわち死の世界へと導かれていくという様式を描いた「死の舞踏」が美術界にとって重要なモチーフになりました。

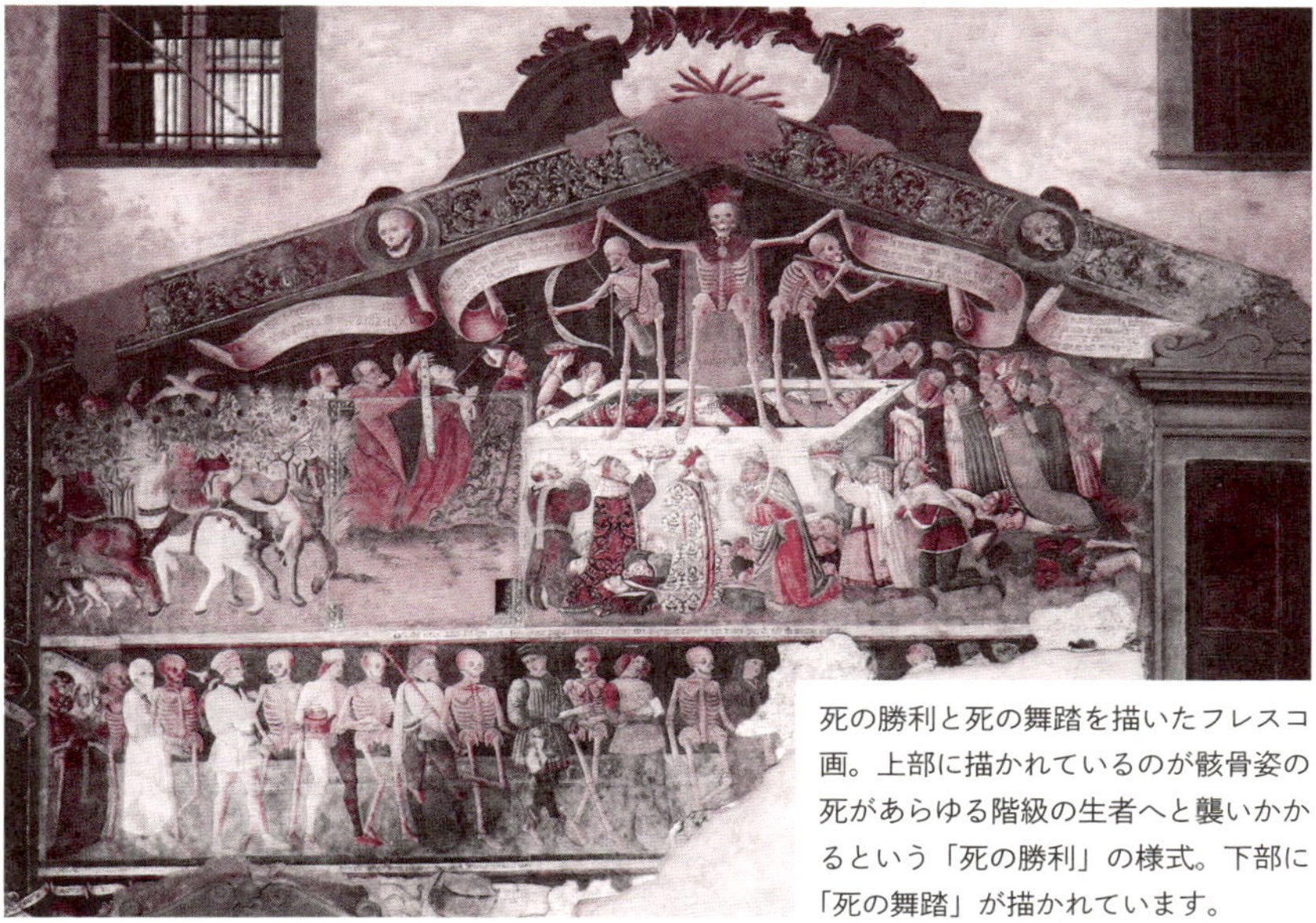

死の勝利と死の舞踏を描いたフレスコ画。上部に描かれているのが骸骨姿の死があらゆる階級の生者へと襲いかかるという「死の勝利」の様式。下部に「死の舞踏」が描かれています。

当時８０００万人いたと推定されるヨーロッパの人口の60％が死亡。小さな共同体では消滅してしまうところが出るほどでした。１３５３年にようやく流行は収まりますが、その後も小規模な流行をあちこちで繰り返し、人々を苦しめ続けました。

社会が変貌したポスト黒死病の欧州世界

ペストの流行によって既存の社会基盤がめちゃくちゃに破壊されたヨーロッパは、時代の大きな転換を迎えることを余儀なくされました。まず、大量の農民が死亡したことで深刻な働き手不足に陥ります。これにより領主たちは収入を失い、一方でそれまで年貢を納めていた農民たちは一転してお金をもらって農業に従事するようになります。荘園制によって築き上げられていた中世の秩序が崩壊したのです。没落した荘園領主の土地を国家が接収することで、王権の強化につながりました。

また疫病が神罰と考えられていた当時、ペストの流行に対してなんら有効な手立てを打つことのできなかったカトリック教会の権威が低下。人々は偏狭なキリスト教以外に救いを求めます。キリスト教が生まれる前の、豊かで人間味にあふれていた古代ギリシア・古代ローマ時代の書物や芸術への回帰運動が盛んになりました。これがルネサンスです。ルネサンスにより教会の権威から離れて芸術や学問が発展していくことで、技術や思想の革新が起こります。15～16世紀にはこうした動きがルターやフスによる宗教改革として結実します。14世紀のペストの大流行は中世を終わらせて、近世に突入するきっかけをつくった大きな転換点となったのです。

3章：大航海時代と産業革命

Modern

16世紀

Modern

ヨーロッパの大航海時代により南北アメリカ大陸に感染症が流入

Infectious Diseases

新大陸発見とともに天然痘が大西洋を越える

大航海時代とは15世紀中頃から17世紀中頃にかけて、ヨーロッパの人々が外洋へと乗り出し、大型の帆船を駆って東洋世界に進出した時代をいいます。目的はアナトリア半島から西アジアを支配するイスラーム勢力を介さず、アジア世界と直接交易をすること。まず、ポルトガルがアフリカ大陸沿岸南下↓同大陸南端の喜望峰(きぼうほう)到達↓インド洋航路開拓で先陣を切りました。

ポルトガルに次いだのはスペインです。アフリカ大陸南下航路がポルトガルに先行されたため、スペインはクリストファー＝コロンブスの「大西洋を横断して西廻りでアジア世界に到達する」とのルート案を採用します。１４９２年8月3日にスペインのパロス港を出航したコロンブスの船団は、約2カ月の航海の末、これまでヨーロッパ人に知られていなかった、アメリカ大陸に到達したのです。「新大陸」に盛んに植民を行うヨーロッパの人々。しかし、これにより南北アメリカ大陸に、ヨーロッパの感染症が流入してしまうのです。最初に猛威を振るったのは、スペイン人がもち込んだ天然痘でした。コロンブスが上陸したサンサルバドル島で流行した後、スペイン人の移動とともにイスパニョーラ島やキューバ島へと伝わり大流行しました。

太古の昔からアフリカとユーラシア両大陸に拡大したこの感染症は、接触もしくは飛沫感染によって発症します。感染率・致死率とも非常に高いのですが、感染して治癒すれば、二度目の感染はありません。スペイン人の多くは幼少期に天然痘に罹患しているため再感染しても発症は免れたのですが、先住民たちは高熱と全身に発生する発疹に苦しみつつ倒れていきました。

天然痘で滅びたアステカとインカ

天然痘はアステカ王国とインカ帝国が崩壊する間接的な要因となりました。アステカ王国はメキシコ高原に栄えていた国です。王は強大な権力によって、国民と周辺部族を支配し、鉄器を一切知らない石器文明ながら、高度な都市を築いて繁栄。テスココ湖に浮かぶ首都のテノチティトランなどは、人口20万を抱える大都市でした。1521年にスペイン人エルナン＝コルテスが侵略戦争を仕掛けてきた際には、勇敢に戦って敗走寸前まで追い込みますが、戦闘による接触でアステカ兵に天然痘が感染。結果、組織的抵抗が不可能になり、コルテスの軍門に下るのです。

もう一方のインカ帝国はペルー高原に栄えていた帝国であり、独自の石器文明によって繁栄していました。しかし、天然痘流行によって人口が激減。政治基盤が崩壊寸前に追い込まれた結果、1533年にはスペイン人フランシスコ＝ピサロに征服されてしまいました。

スペイン人をはじめとする多くのヨーロッパ人が流入するにつれ、天然痘の後にも１５３０年から31年にかけて麻疹（ましん）、１５４６年にチフス、１５５８年から59年にかけてインフルエンザ、さらに肺炎やおたふく風邪など、ヨーロッパの感染症が続々と流入しました。これらの病気の追い打ちにより、天然痘の流行で疲弊していた先住民たちは甚大な被害をこうむりました。

これらの感染症は偶然もち込まれたのですが、この絶大な効果に驚いたヨーロッパ人は感染症を意図的に利用しました。農園造成などで邪魔になる先住民を殲滅（せんめつ）するため、麻疹患者の着ていた衣服などを与えたのです。これはまさに現在でいう「細菌兵器」でした。

アフリカ大陸との間で貿易が始まると、連れてこられた奴隷とともにアフリカ大陸由来の感染症が流入しました。とくに16世紀から17世紀にかけてもち込まれたマラリアと、１６４８年にもたらされた黄熱病は新大陸に根を張って、先住民やヨーロッパからの植民者を苦しめています。

新大陸の宗教を変えた感染症の蔓延

ところで、感染症から辛くも生き延びた先住民たちは、次々とキリスト教に改宗しています。アステカやインカでは、生きたまま生贄（いけにえ）の心臓をくりぬいて神に捧げるなどの儀式を行う宗教が奉じられていましたが、感染症を経て彼らは信じてきた神の力を疑問視。結果、「スペイン人の神が優れている」としてキリスト教徒となったのです。海を越えて運ばれてきた天然痘をはじめとする感染症が、多くの先住民の命を奪ったことは確かです。ただ、これにより新しい時代の一員として重要な役割を演じるようになったのも事実なのです。

コロンブスの航路とアステカ王国・インカ帝国の版図

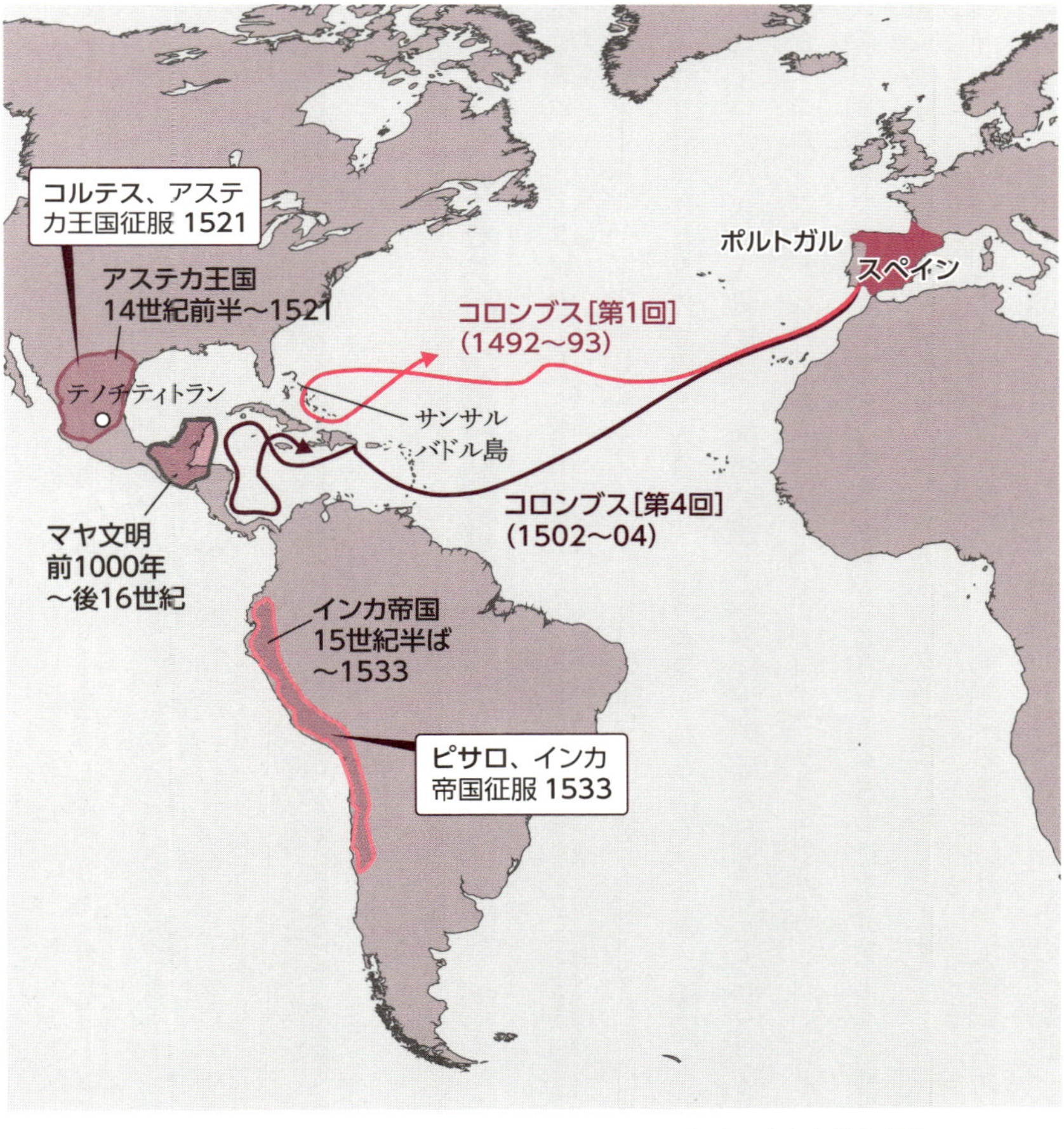

アステカ王国とインカ帝国の位置。両国ともアメリカ大陸で強大な勢力を誇っていましたが、天然痘の猛威によってあえなく滅亡しました。

16世紀

Modern

大航海時代の動きで日本にも到達 ヨーロッパに突如出現した梅毒

Infectious Diseases

コロンブスがもち帰った可能性が高い

梅毒はスピロヘータ科の「トレポネーマ」という細菌を病原体とする性感染症であり、１４９３年頃、突然ヨーロッパに出現しました。この梅毒の流行源は現在も特定されていません。ただ、「アメリカ大陸で発見された先住民の人骨に、梅毒と見られる病変の痕跡が確認されること」「15世紀以前のヨーロッパ人の人骨には、梅毒の病変の痕跡が確認されないこと」「ヨーロッパでの梅毒発見時期が、コロンブスが初めて新大陸から帰還した１４９３年であること」などから、１４９２年に新大陸に到達したコロンブス船団の乗組員が、先住民女性と性交渉をもって現地の風土病であった梅毒に感染し、ヨーロッパにもち帰ったとの説が有力視されています。

スペインと新大陸との行き来が盛んになると、船乗りの激増に伴って梅毒はスペインで急速に蔓延し始めます。船での長旅に疲れた彼らが、帰国して真っ先に向かうのは娼館。船乗りが娼婦に梅毒をうつし、娼婦が船乗り以外の利用客に梅毒をうつし、利用客がほかの女性にうつし……。この連鎖によって梅毒は、急速に広まったのです。また、新大陸から帰った船乗りの中には、報酬を受け取るや苦労の多い船乗りをやめ、次の職を求めてヨーロッパ各地を転々とする者が多数いました。これにより梅毒はヨーロッパ各地にばらまかれたのです。

ルネサンス運動とイタリア戦争で拡大

点在状態となった梅毒はこの後、ルネサンス運動の気運によって、ヨーロッパ全土へと蔓延していきます。ルネサンス運動を端的に表現すると「硬直した中世の価値観からの人間性解放」となります。14世紀頃にイタリアの諸都市で始まり、16世紀にはヨーロッパ全土に波及しました。

個の自由が保証されたことで学問や芸術が著しく発展し、近代文化の基礎が確立された時期です。人間性の解放は性の解放でもあり、人々は自由な性生活を謳歌（おうか）。社会は性に対して何らの規制もなく、人々はまるで食事をするような感覚で性交渉をしていました。性交＝罪と規定されている聖職者まで、何の気兼ねもなく娼館に通ったのです。修道院では修道女が無償で性的奉仕を行い、市中での売春は犯罪行為抑止のためのガス抜きとさえ認識されていました。この性に奔放なルネサンス期の気運が、梅毒感染拡大の背景となったのです。

さらに感染拡大に拍車をかけたのが、戦争による人の大移動でした。拡大要因の契機となった戦争はイタリア戦争です。イタリア半島のミラノとナポリの対立に端を発したこの戦争は、フランス王国、神聖ローマ帝国、ローマ教会、イタリア諸邦を巻き込む大戦争に発展。１４９４年から１５

59年まで、たび重なる休戦を挟んで断続的に続きました。戦争が梅毒拡大の要因となったのは、兵士の多くが娼婦と性交渉をもったためです。とくに当時のフランス軍はスイスやオランダなど、各国から寄せ集められた傭兵による混成部隊となっていました。彼らは休戦になるとみなそれぞれの母国に帰還。フランスはもとより、各兵士の帰郷先でも梅毒がばらまかれたのです。これにより梅毒は急速にヨーロッパ全土に蔓延していきました。しばらくして梅毒が性感染症であることが判明するとヨーロッパでは、ルネサンス期の奔放な性文化は影をひそめるようになり、キリスト教を中心に性をタブー視する文化が急速に広がっていきました。

コロンブスの新大陸発見で豊臣家滅亡が加速？

この性感染症は折からの大航海時代の動きに乗じて東洋世界にも拡大し、南蛮貿易を通じて1512年には極東の日本列島にも到達します。コロンブスの新大陸到達が1492年。わずか20年で地球を3分の2周してきたのです。日本はこの時期、戦国時代であり、各地で群雄がしのぎを削っていました。梅毒は時代の混乱に乗じて、瞬く間に日本列島へと蔓延していきました。

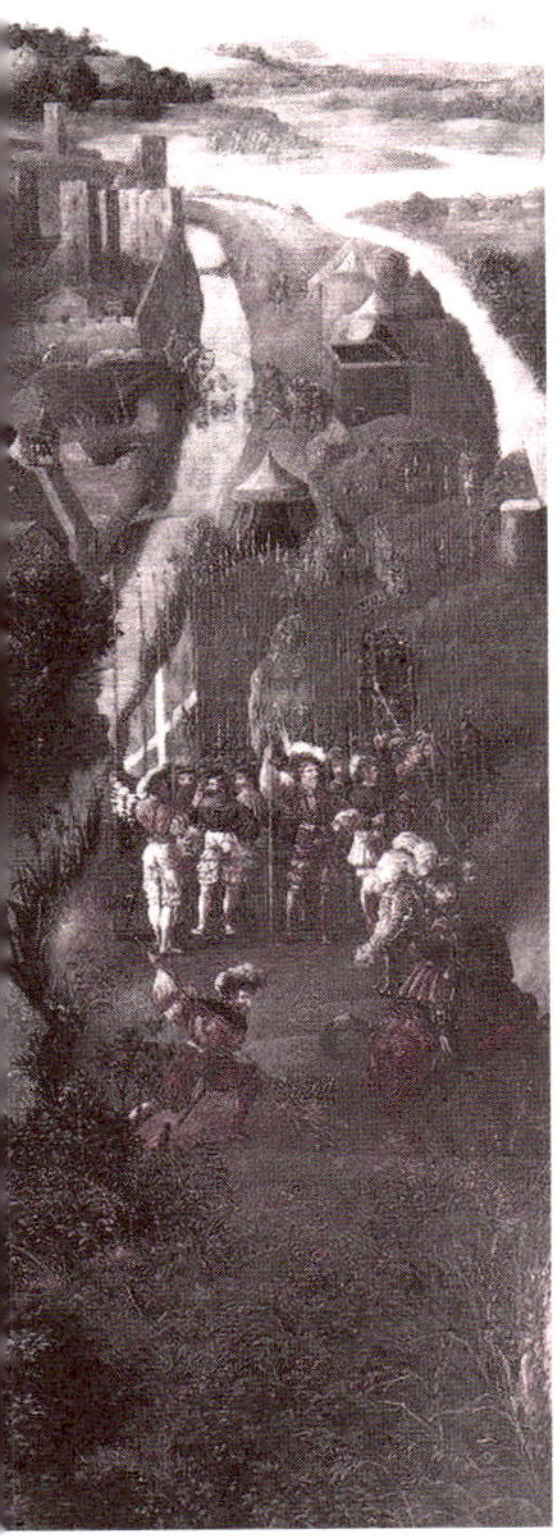

梅毒に罹患したと思われる戦国武将は少なくありません。加藤清正、大谷吉継、黒田官兵衛、結城秀康、前田利長……。このう

梅毒拡大の一因となったイタリア戦争

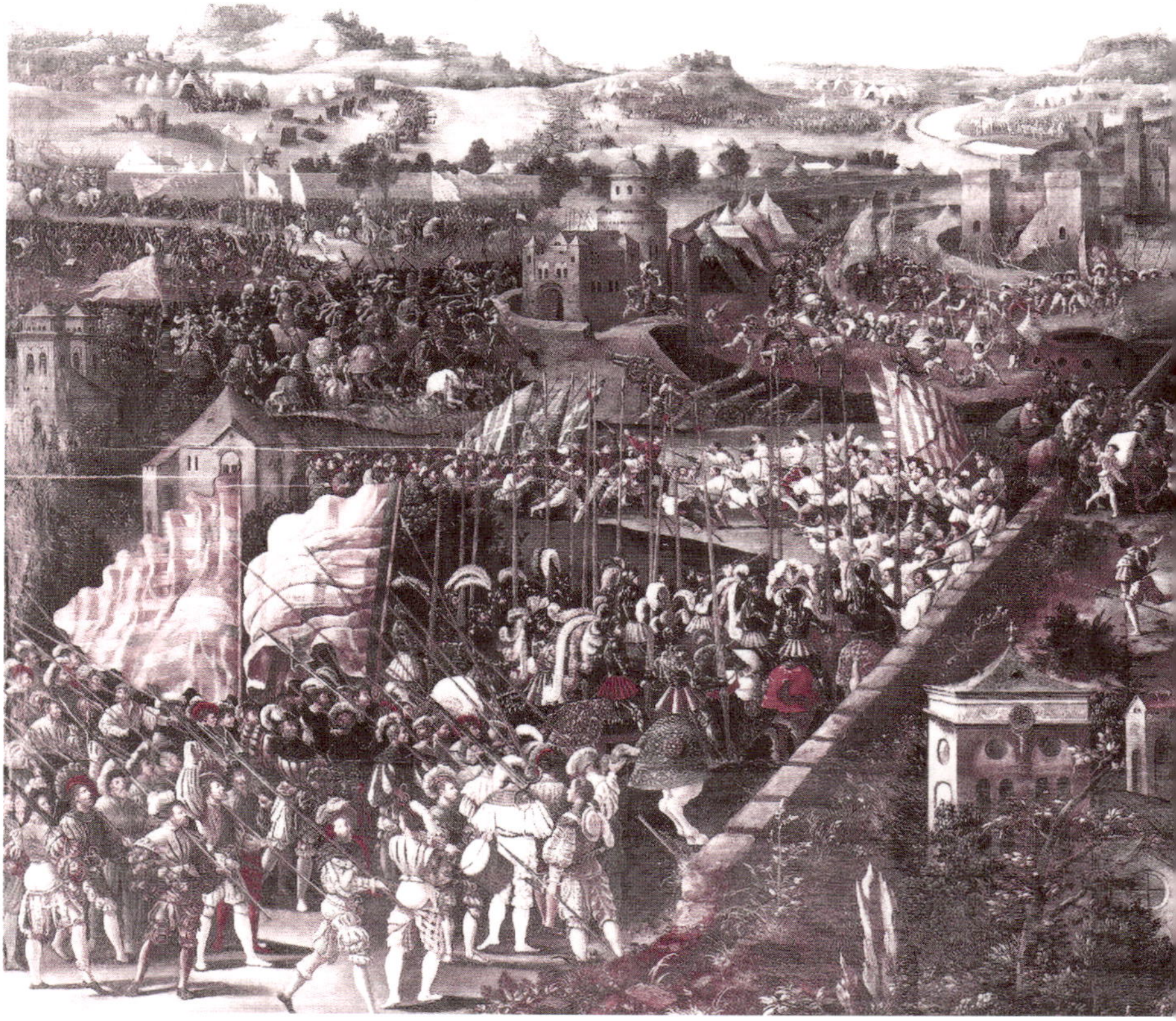

イタリア戦争中のパヴィアの戦い。複数の国やイタリア諸邦を巻き込んだイタリア戦争は、ヨーロッパに梅毒を蔓延させる要因となりました。

ち加藤清正は豊臣恩顧の大名として秀吉亡き後、豊臣家と徳川家の間を取りもっていた大名です。彼が梅毒によって急死しなければ、豊臣家の運命は違ったものとなっていたでしょう。コロンブスの新大陸発見が、慶長20（1615）年の豊臣家滅亡とつながっている点は、大航海時代により世界が「連動の世紀」に入った事実を教えてくれます。

1665～66年

Modern

17世紀のロンドンを襲うペスト禍！デフォーの『ペスト』が伝える騒動

Infectious Diseases

初動態勢の構築が遅れ、1週間で7165人の死亡者

1665年から翌年にかけて、イギリスの首都ロンドンは大規模なペスト流行に見舞われました。ペストはペスト菌を病原体とする急性細菌感染症です。もともとアジア地域の風土病でしたが、東西交易や軍事行動など大規模かつ長期的な人の移動により、ユーラシア大陸の西側にも移動し、たびたび大規模なパンデミックを引き起こしました。

17世紀中期に起こったこの大流行は、「ロンドンの大ペスト」と呼ばれています。最初の死者は、年の念頭にロンドンウォール（18世紀まで存在した古代ローマ時代の城壁の遺構）の外側で見つかった2人でした。この時点で徹底的な隔離を実施していればよかったのですが、当局が手をこまねいているうちに、当該地域の人々がペスト感染を恐れて、人口の密集するロンドン中心部へと移動。これにより短期間で感染が拡大し、ロンドン中に蔓延（まんえん）してしまうのです。夏に入ると死者の数は増

加の一途をたどり、9月にはたった1週間で7165人の死亡者が出ました。宮廷や法律関係者に加え、権力者・富裕層は相次いでロンドンから避難しました。しかし、ロンドン市長のみは市内にとどまり、感染拡大を食い止めるべく奔走します。

公式発表された死者数は6万8596人

まず、患者は食事が給される代わりに外出が禁じられました。人知れず家の中でこと切れたり、人気（ひとけ）のない路地裏で倒れている死者も相次いでいるため、金銭契約を交わして死体探しを行う「捜索隊」も組織されました。死体を放置しておくことは別種の感染症発生につながるからです。見つかった死体は荷車に積まれ、夜のうちにロンドンウォールの外側に埋葬されました。秋になって気温が下がると、ペストの感染拡大に鈍化の兆しが現れてきますが、それでも通りに一切の人影がなく、罹患（りかん）した多くの貧困者が通りで苦しみ悶（もだ）えているという状況でした。

このペスト大流行が終焉したのは、1666年になってからでした。公式発表された死者数は6万8596人でしたが、実際は10万人以上が犠牲になったと推定されています。

ところで、アイザック＝ニュートンは、この「ロンドン大ペスト」と同時代の人です。ペスト流行時ニュートンはケンブリッジ大学の学生でした。しかし、ペスト禍で大学が休校になったため、故郷の街ウールスソープに帰省していました。大学での雑事から解放されたニュートンは、故郷でじっくり思索を巡らしているうちに、万有引力や微積分法の基礎的概念を発見するのです。このため偉大な業績の創出につながったこの期間は「創造的休暇」と呼ばれています。

「多くの者が時機を失していた」

『ロビンソン・クルーソー』の著者ダニエル＝デフォーもまた、「ロンドン大ペスト」と同時代の人です。彼はロンドンに住んでおり、このペスト禍の渦中にいました。『ペスト』はこの時の記録です。中央公論新社刊行の同書（平井正穂：訳）から、気になる個所を3つ抜粋します。

「感染は知らず知らずのあいだに、それも、見たところ病気にかかっている気配もない人たちを通じて蔓延していったということである。しかも、その人たちは、自分がだれから病気をうつされ、また、だれにうつしたかもまったく知らないのであった」

「この病気たるや、まったく本人が大丈夫だ大丈夫だと思っているうちに、いつのまにか忍びよってきて、そのまま何日間もひそんでいて、人間から人間へとうつってゆく厄介な代物（しろもの）であった」

「いかにも何百、何千所帯という市民が今回の疫病（ペスト）騒ぎで逃げたことは逃げた。しかし、その多くの者が時機を失していた。そのため、逃げる途中で倒れたばかりでなく、その疎開先に病毒を疎開させてしまい、安全を求めていった先々でその周囲の人々に伝染させてしまったのである」

この著書を読むにつけ、感染拡大に際して人がとる行動は、洋の東西を問わないことがわかります。このほかにも治安の悪化、デマの拡大、誹謗中傷の増加など、パンデミック時の人と社会の動向を淡々としたリアルな筆致で現代に伝えています。今後も未知の感染症によるパンデミックが予想される今、「人と社会はどう動くかを前もって知っておく」という意味でも、教科書的意味合いをもつ一冊といえるでしょう。

1665年のペスト大流行を描いたイラスト

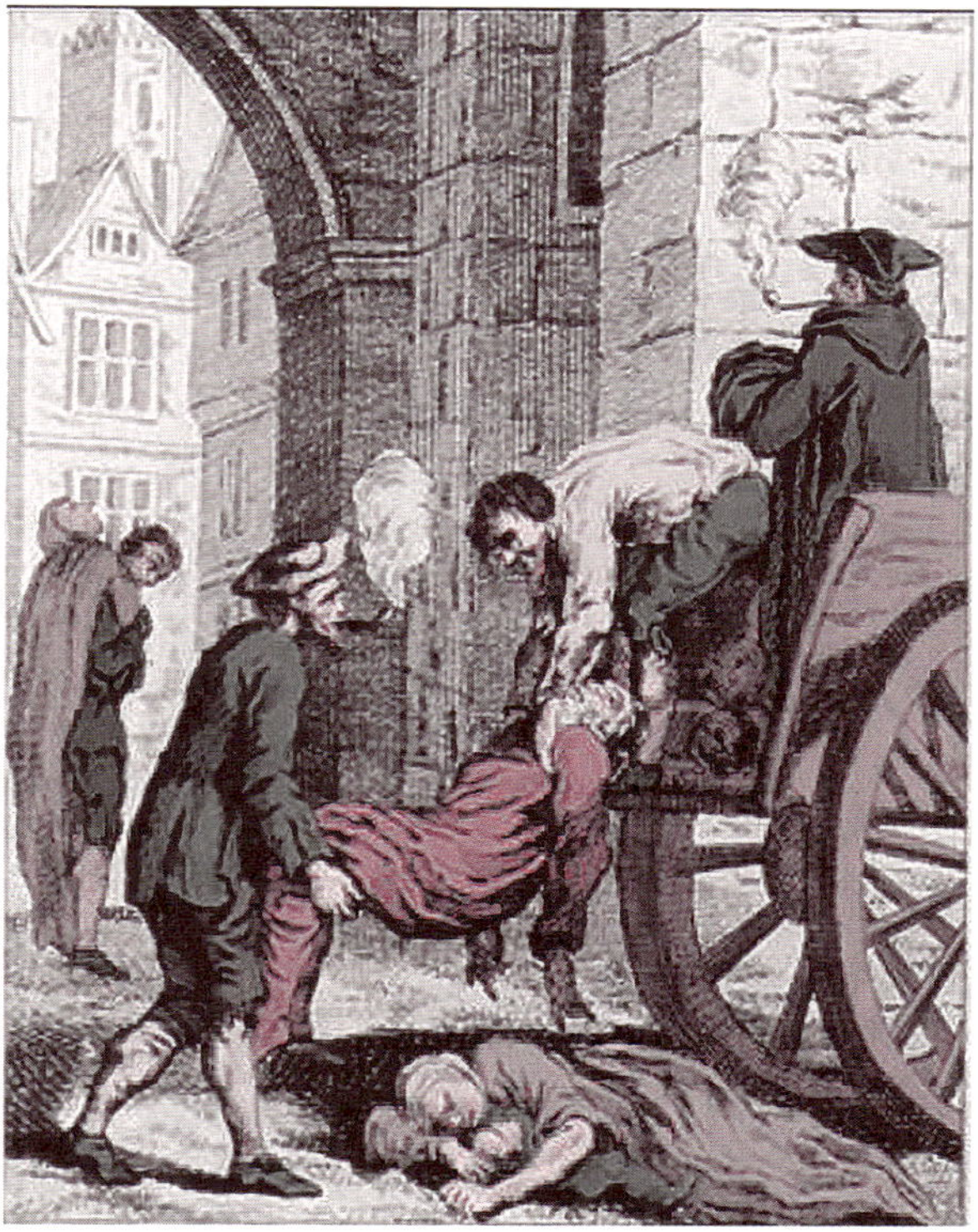

ペストで死んだ人たちを運ぶ様子を描いています。ロンドン考古学博物館などの研究チームの調査により、「ロンドン大ペスト」を引き起こしたペストは「腺ペスト」であることが判明しました。

同時代の生き証人ダニエル＝デフォー

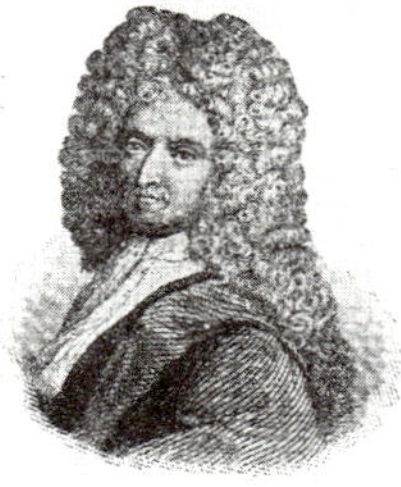

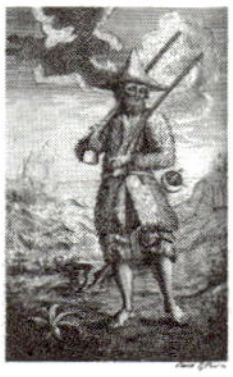

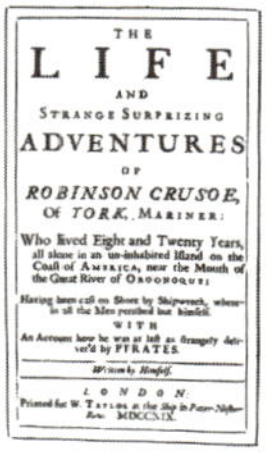

THE
LIFE
AND
STRANGE SURPRIZING
ADVENTURES
OF
ROBINSON CRUSOE,
OF YORK, MARINER:
Who lived Eight and Twenty Years, all alone in an un-inhabited Island on the Coast of AMERICA, near the Mouth of the Great River of OROONOQUE;
WITH
LONDON:
MDCCXIX.

1660 ～ 1731。イギリスのジャーナリスト、小説家。著書『ペスト』は過去の事例を教えてくれる教科書。右は代表作『ロビンソン・クルーソー』初版の挿絵。

18世紀

Modern

産業革命による劣悪な労働環境が結核大流行の要因

Infectious Diseases

18世紀半ばから産業革命が始まる

人類は長らく人、家畜、風、水など自然の力を動力として経済活動を営んでいましたが、18世紀半ばから19世紀中期にかけて、欧米世界でこの状況を一変させる出来事が起こります。経済活動に機械や機械の発する動力が投入されるようになったのです。これにより工場制機械工業が広く展開。経済のあり方や社会構造が根本的に転換し、人々の生活のありようも一変しました。この動きを世界史上では「産業革命」と呼んでいます。

産業革命はイギリスで始まりました。まず1705年、ニューコメンが蒸気の力によって動力を生み出す蒸気機関を発明します。これは当初、炭鉱において用いられましたが、ワットによって1769年に改良され、1780年代には各種工業生産用の動力として実用化されました。

この動きと並行して当時のイギリスの主力産業であった綿工業において、ジェニー紡績機(ぼうせきき)、水力紡績機、馬力紡績機、ミュール紡績機など各種紡績機が発明されます。動力こそ人、馬、水の力に頼っていましたが、機械化により生産性の大幅なアップが実現した点で画期的なものでした。さらに1789年には、蒸気機関を動力源とする紡績機が実用化されます。機械化された動力により一層の生産性向上が実現できるようになった結果、工場が生じ、工業都市が出現します。この綿工業から始まった産業革命は、やがて諸産業にも波及。工業化を促進されたことで、各地で都市の工業化が進み、多くの人々が都市に住んで工場で働くようになりました。

急激な人口増加で劣悪だった環境

この産業革命の進展と並行して、イギリスの人々を蝕(むしば)んだのが結核です。結核は結核菌によって引き起こされる感染症であり、古代エジプトの古王国時代（前2700頃〜前2200年頃）のミイラからも病変が発見されるほど、歴史の古い病気です（26ページ参照）。結核菌は「不衛生な環境」「免疫力の低下」「密閉空間に重度の感染者がいて菌を吐き出している」などの条件が重なると、感染力は一気に高まって感染集団（クラスター）が発生します。産業革命進展下のイギリスで結核が猛威を振るったのは、これらの要件を満たしていたためです。

まず労働環境。労働者は低賃金でこきつかわれており、多くの子どもや女性が働いていました。労働者たちは不衛生かつ換気も不十分な工場内に押し込まれ、厳しい労働を強いられたのです。労働者階級の暮らす長屋も、昼間でも薄暗く、風通しの悪い状態でした。都市の衛生も最悪でした。首都のロンドンでさえ、下水道がうまく機能しておらず、汚物やゴミが散乱していたのです。地方の工業都市たるや推して知るべしでしょう。

産業革命は1733年に発明されたジョン＝ケイの飛び杼で起こったという説もあります。この飛び杼が結核の流行に拍車をかけました。飛び杼は紡績機の発明を促し、力織機にも応用された装置ですが、織工はこれを使用する際、口に含み、それを別の織工が使い回します。そのため労働者の間で結核が広く伝染したのです。

労働環境改善と労働者の権利保護につながる

産業革命は結核大流行の要因を満たし、当時のイギリス人たちを苦しめました。しかし、悲劇だけをもたらしたわけではありません。産業革命以前、女性や子どもは家庭での厳しい労働を課されており、夫であり父親である戸主の絶対的権威のもとで、一切の権利を認められていませんでした。しかし、産業革命の進展により工場制度が普及すると、女性や子どもも貴重な労働力となり、わずかといえども明確に、賃金というかたちで評価されるようになりました。これが家庭における女性や子どもの地位向上につながりました。

また、過酷な労働と結核の流行は、労働環境改善と労働者の権利保護という点に視点を向けさせました。結果、1833年には子どもの就労と労働時間について定めた「工場法」が制定されるのです。さらに工業都市の衛生向上も議論の対象となり、1848年に中央に保健総局が設立されました。産業革命は結核大流行を誘発したのと同時に、イギリスにおける人権と衛生の両面を進歩させる機会となった点、「正」の効果ももたらしたのです。

ジョン＝ケイが発明した自動織機の飛び杼

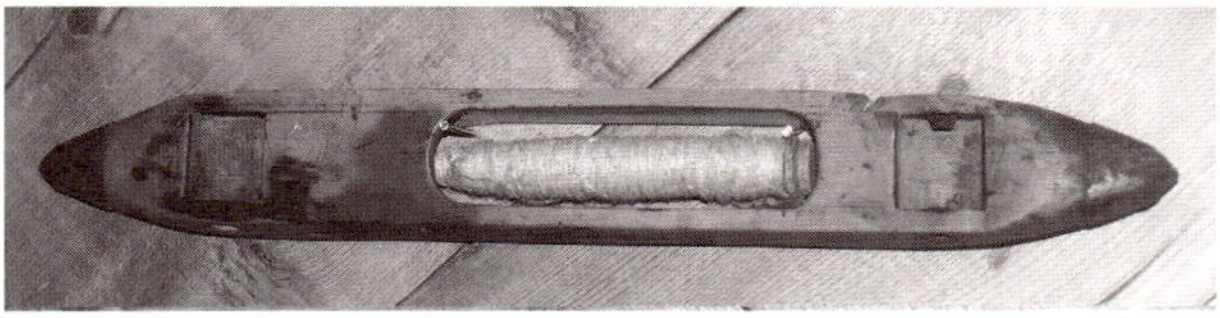

飛び杼は、織工が紐を引くと左右の送出器によって打ち出された杼が杼道上を往復する仕組み。この発明によりかつてより短時間で布を織り上げられるようになりました。

産業革命の立役者蒸気機関

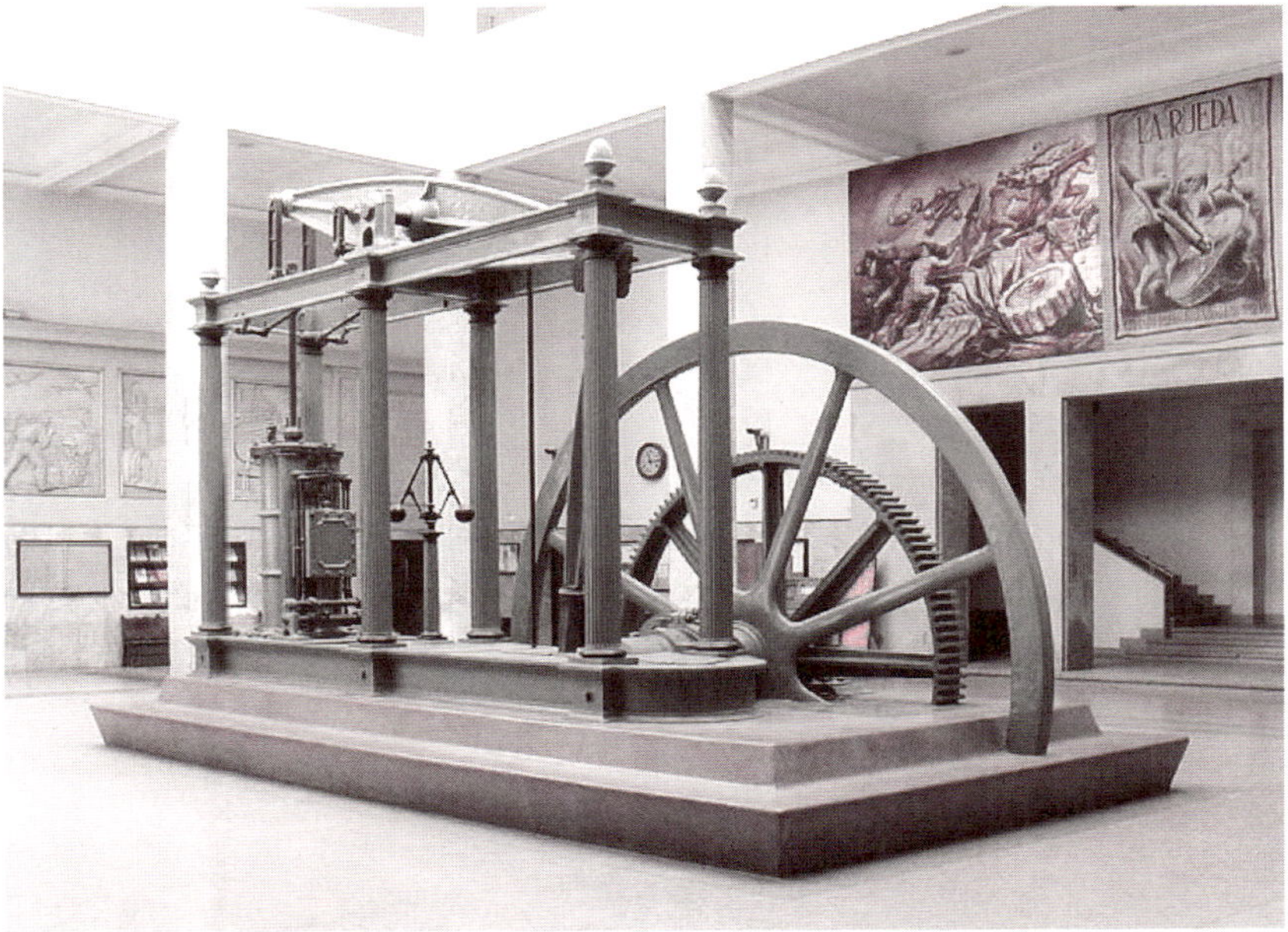

ジェームス＝ワットが実用化させた蒸気機関。マドリッド工科大学に展示されています。機械化された動力供給が実現されたことにより、産業革命は一気に進展しました。

1812年

Modern

ナポレオンのロシア遠征失敗！最大要因は発疹チフスリケッチア

Infectious Diseases

イギリスにダメージを与える大陸封鎖

軍事行動は過酷なうえに不衛生さを伴うことから、古代から感染症流行の温床となってきました。感染症による病死者が戦死者を上回ったケースも珍しくはありません。その一例は、フランス帝国皇帝ナポレオン＝ボナパルトによるロシア遠征です。

ナポレオンは１８０６年、敵国イギリス封じ込めのため「大陸封鎖令」を発令し、大陸諸国にイギリスとの貿易・通信を禁じます。ナポレオンの威勢の前に大陸諸国は従いましたが、１８１２年にロシアがイギリスとの貿易を再開します。ナポレオンへの警戒心が高じたことに加え、穀物輸出の停滞により、ロシアの農業経営が危機的状況に陥ったためでした。

ナポレオンはこれに激怒し、懲罰的意味合いを込めた軍事遠征を決意。各地から60万の兵力をかき集め、同年夏にはロシア侵攻を開始。９月半ばにはロシアの首都モスクワを占領します。しかし、この頃からナポレオン軍内で発疹（ほっしん）チフスが流行し始めるのです。

寒冷な気候を好むコロモジラミが媒介する

発疹チフスは「発疹チフスリケッチア」を病原体とする感染症です。この細菌は、衣服に寄生しているコロモジラミによって媒介されます。血液を吸われる前に見つけてたたき潰せたとしても、菌が付着してしまいますし、このシラミの糞にも細菌が含まれています。つまり、保菌した個体に取りつかれたら最後、病原体を体内に取り込んでしまうリスクは免れないのです。

発疹チフスは「監獄熱」「収容所熱」「戦争熱」などの異称からもわかるように、劣悪な衛生下で起こります。ロシア遠征時、ナポレオン軍が置かれた衛生環境も劣悪そのものでした。ロシア軍はモスクワを一時的に放棄するに当たり、建物という建物を焼き払い、徹底的に破壊しました。当然ながら、宿泊所に代替できる建物は皆無。人が生活するのに必要な物資も消えていました。

ここにロシアの「冬将軍」が到来したのです。シラミは人が多く不衛生な場所で広がりますが、とくにコロモジラミは人が服を重ね着するような、寒冷な気候を好みます。冬将軍がやってきたロシアは、コロモジラミが大繁殖するにふさわしい環境となりました。

ナポレオン軍のモスクワからの撤退は、世界の軍事史上でも語り継がれる悲惨なものでした。ここぞとばかり追撃をかけてくるロシア軍のコサック騎兵、経験したことのない酷寒、そして発疹チフスの感染症……。ロシア軍との戦闘による戦死者は10万人なのに対し、凍死や戦病死の犠牲者は約22万人にものぼりました。新しい軍隊を編制をするため、味方を見捨てて急いでフランス領内に戻る皇帝ナポレオン。この背信行為とも呼べる勝手な行動により、フランスと軍事同盟を結んでいたヨーロッパの君主たちは、ナポレオンを見限って離れます。プロイセン、オーストリア、スウェーデンはロシアと同盟を締結し、ここにイギリスも加わり、対仏大同盟が結成されるのです。

感染症の前に敗退したナポレオン軍

1813年10月、ドイツのライプチヒで新同盟軍とナポレオン軍が激突します。この戦いで新同盟軍はナポレオン軍に完全勝利します。ナポレオンは徹底抗戦しますが、1814年4月に降伏し、地中海に浮かぶエルバ島への隠居を強要されます。ナポレオン引退後、オーストリアのウィーンを舞台に戦後秩序再建を話し合う「ウィーン会議」が開催されますが、各国の利害が対立して大混乱。この間隙(かんげき)を衝いてエルバ島を脱出したナポレオンがパリに帰還し、再び帝位に就きました。

これに対して諸国は、7回目となる対仏大同盟を結成してナポレオンと対峙しました。新同盟軍とナポレオンは1815年、ベルギーの首都ブリュッセルの北で激突します。後世に「ワーテルローの戦い」と呼ばれるこの一戦でナポレオンは、イギリスのウェリントン、プロイセンのブリュッヘルの両将に敗北します。投降したナポレオンは、大西洋の孤島セントヘレナに流され1821年に生涯を閉じました。

ロシアが焦土戦術をとった結果、ロシアに遠征したナポレオン軍はモスクワでの不衛生な生活を余儀なくされ、ロシアの冬が到来して、発疹チフスリケッチアを媒介するコロモジラミが大繁殖しました。精強なナポレオン軍も不可視な病原体の前には無力だったのです。

モスクワから撤退するナポレオン軍

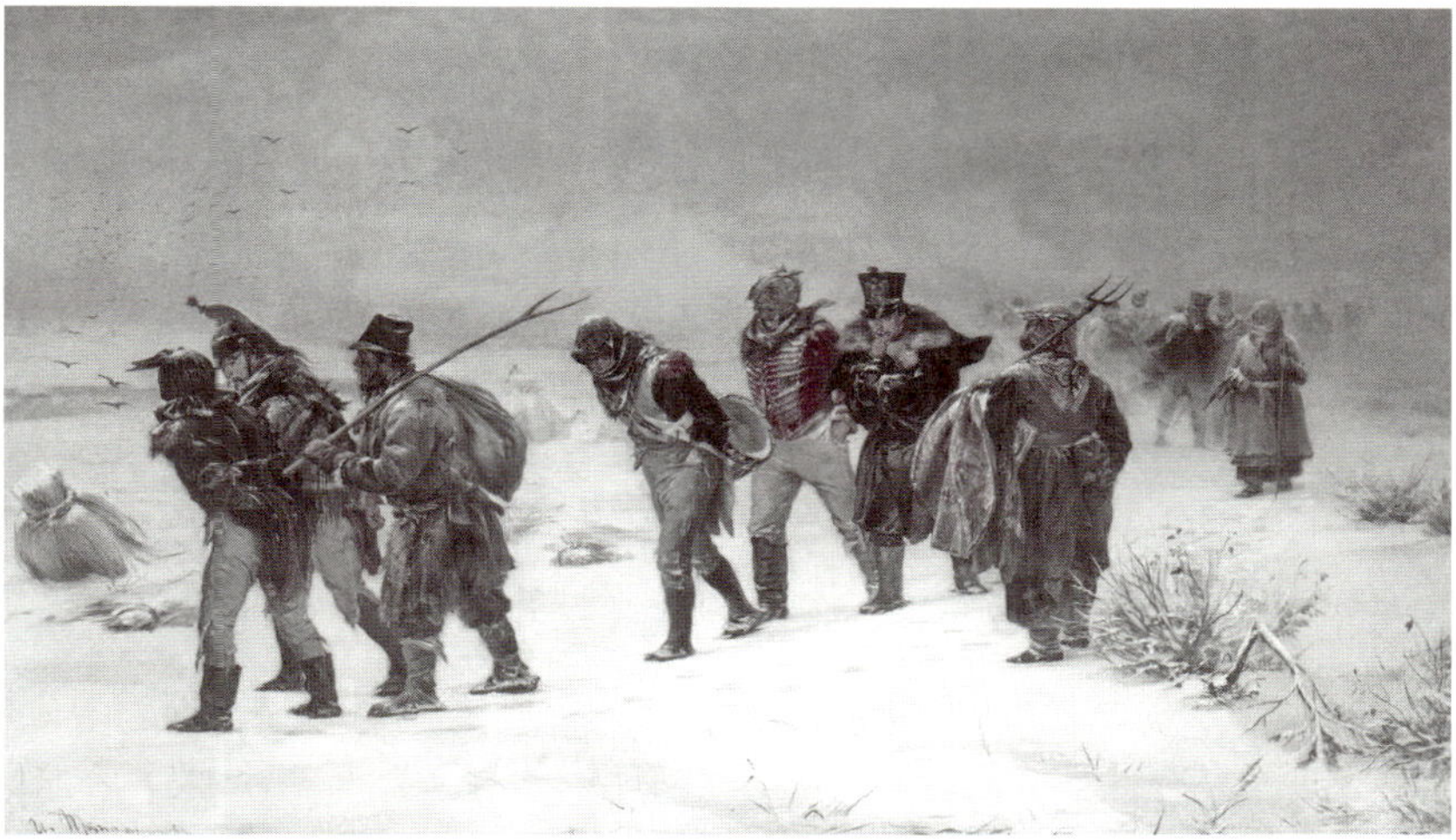

『フランスの撤退』／イラリオン＝ミハイロヴィチ＝プリャニシニコフ。ロシアから撤退するナポレオン軍が描かれています。疲弊ぶりがよくわかる名作。

発疹チフスを媒介するコロモジラミ

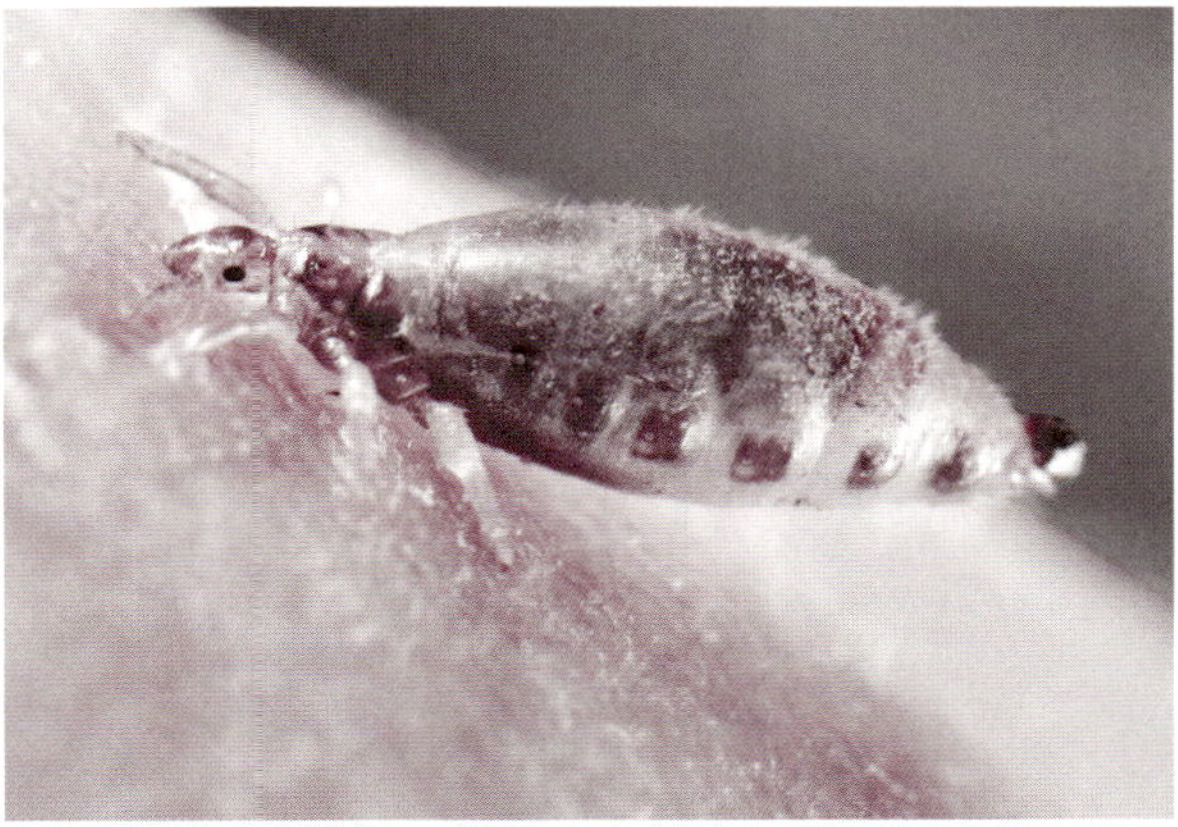

発疹チフスの病原体となる「発疹チフスリケッチア」を媒介するコロモジラミ。発疹チフス患者の血を吸うことで体内に菌を保有します。

コレラ
Cholera

病原体：コレラ菌
感染経路：コレラ菌に汚染された飲料水や食べ物からの経口感染。またコレラ患者の下痢便への接触も感染を引き起こす
症　状：数リットルから数十リットルにも及ぶ水様便排出と激しい嘔吐（おうと）を繰り返し、著しい脱水症状を引き起こす

インド亜大陸の風土病であったコレラが世界的に流行したのは18世紀末、イギリスの支配下にインドが入ってからです。まずイギリス軍兵士の多くがインドで命を落としました。世界的流行は1817年から断続的に始まっています。パンデミックの回数は計7回。1826年から始まった2回目の大流行では、聖地メッカに集まっていたイスラーム教徒1万2000人を壊滅させ、1832年にはヨーロッパを席巻してから、南北アメリカ大陸にも到っています。1840年に始まる3回目のパンデミックでは幕末の日本にも流入しています。大流行の結果、江戸だけで約10万人の死者が出たともいわれます。

コレラ菌の発見は1883年、ドイツ人細菌学者ロベルト＝コッホによってなされました。コッホが病原体とおもな感染経路を特定したことにより、治療と予防は飛躍的前進を遂げるのです。

コレラ菌を発見したロベルト＝コッホ

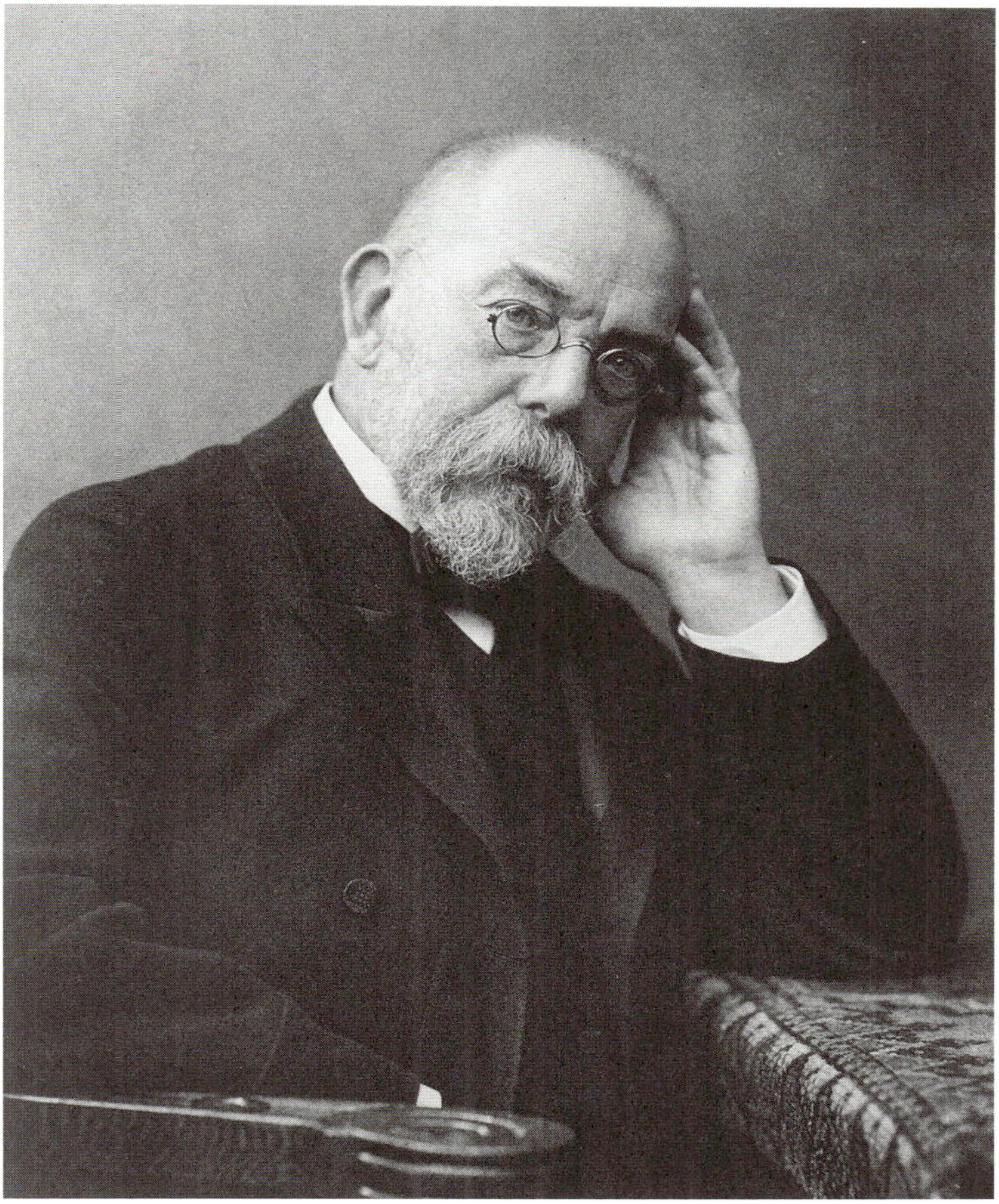

ドイツ・クラウスタール生まれ。医師の資格を取って田舎町で診療所を開いていた際、妻から顕微鏡をプレゼントされたのを機に、独学で細菌学の研究を開始。1876年に炭疽菌を、1882年には結核菌を発見。「不治の病」と恐れられていた結核の治療に光明を見出しました。フランスのルイ＝パストゥールとともに「近代細菌学の父」と呼ばれています。

19世紀初頭〜後半

Modern

ラテンアメリカ諸国の独立と黄熱病 パナマ運河開通の重要課題

Infectious Diseases

アフリカから列強がもち込んだウイルス

日本の1000円札の肖像にもなっている野口英世は、1928年にアフリカのガーナで、黄熱病に冒されて亡くなっています。黄熱病は、熱帯に生息する蚊を媒介とする黄熱ウイルスによって引き起こされる感染症です。症状としては突然の発熱や頭痛、嘔吐（おうと）、悪寒などがありますが、内臓機能が低下して体表に黄疸（おうだん）が出ることから、黄熱病と名づけられました。スペインでは、吐瀉物（としゃぶつ）が黒く変質することから「黒い嘔吐」とも呼ばれています。

起源はアフリカとされますが、西欧列強の植民地政策と奴隷貿易により、マラリアやデング熱などと同様に、アメリカ大陸にもち込まれました。そもそも、奴隷が必要となったのも、ヨーロッパ人がもち込んだ感染症により、免疫をもたない原住民が大量に亡くなったためです。

新たな労働力として奴隷が投入されたことで、南北アメリカではさらに黄熱病の感染が拡大します。とくに発生源とされる西アフリカと同緯度にある、熱帯気候の中南米で猛威を振るっています。1647年には、バルバドスで5000人の死者を出します。さらにキューバとメキシコ南東部のユカタン半島で流行しています。1793年にはフィラデルフィアで住民の約10％にあたる約5000人が、ニューオーリンズでは1853年に約9000人が亡くなったといわれています。

ハイチ独立の原動力は武器より病気

19世紀初頭、中米はフランスやスペインの植民地として、多くの黒人奴隷が砂糖農園などで重労働を課せられていました。ハイチはフランス領サン＝ドマングと呼ばれていましたが、フランス革命により独立の機運が高まります。いったんは奴隷解放が宣言されましたが、その後に実権を握ったナポレオンは、再びハイチの植民地化を目指し、これに隣のドミニカを植民地としていたスペインが介入。黒人奴隷による反乱が、大規模な独立戦争へと発展したのです。

しかし、フランス軍を悩ませたのは、黒人反乱軍ではなく黄熱病でした。じつに3万3000人余の兵士が黄熱病をはじめとした熱病にかかり、半数以上が亡くなり、フランス軍は壊滅状態に陥ったのです。フランス軍の司令官であったナポレオンの義弟シャルル＝ルクレールも黄熱病に倒れて死去しています。多数の奴隷を抱える白人農主たちも、黄熱病を恐れてフランスに戻ります。そして1804年、ハイチは見事独立を果たし、中南米諸国の独立のシンボルとなったのです。

ハイチで敗れたフランスでは、熱帯病を研究するため、帝国医療や植民地医学の発展が提唱されます。しかし、黄熱病の謎は解明されないまま、19世紀後半のパナマ運河開通工事でも、黄熱病とマラリアのために断念せざるをえなくなります。

パナマ運河開通のため蚊を徹底駆除

フランスに代わって中米に進出してきたのがアメリカです。1898年、キューバの帰属を巡って、アメリカ＝スペイン戦争が起きます。この戦争でアメリカは勝利し、カリブ海地域の利権を手にして列強の仲間入りを果たします。しかし、この戦争では、アメリカ軍の戦闘における戦死者が300人だったのに対し、黄熱病による死者は3000人にもなっていたのです。

そこでアメリカは、陸軍軍医のウォルター＝リードを委員長とする黄熱病委員会を組織します。1900年、委員会は黄熱病が蚊を媒介にした感染症であることを明らかにしました。これは、1881年にキューバの医師のカルロス＝フィンレーが主張していた説を証明するものでした。

この結論を踏まえ、1903年にパナマ運河の権利を手に入れたアメリカは、殺虫剤散布、網戸の設置、排水工事などにより蚊の徹底駆除を行います。この駆除作戦により患者が減少したことでパナマ運河建設の労働力を確保し、無事に完成させることができたのです。

1914年のパナマ運河の開通に伴い、それまで黄熱病のなかった太平洋側やアジアでの感染危険性が高まります。そこで、アメリカのロックフェラー財団が黄熱病研究所を設立します。野口英世は、その研究所のメンバーでした。この研究の過程で、野口をはじめ多くの研究者が黄熱病に倒れています。しかし研究は続けられ、ついに1937年、マックス＝タイラーによって黄熱病ワクチンが完成したのです。タイラーは、この功績によりノーベル生理学・医学賞を受賞しています。

ラテンアメリカ諸国の独立

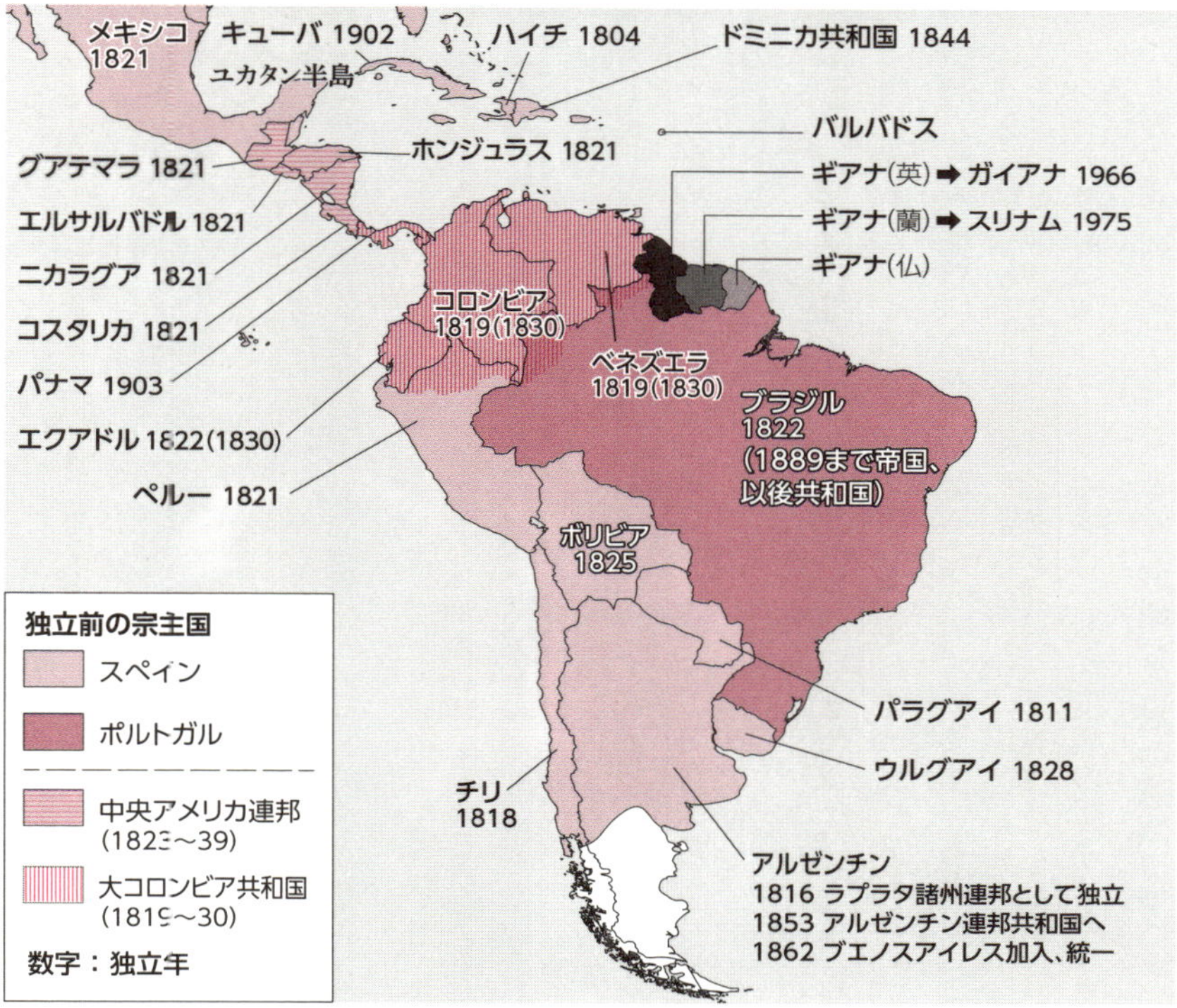

1804年に史上初めての黒人共和国ハイチを生んだハイチ革命は、アメリカ合衆国やブラジルなど、黒人奴隷制をなお維持していた国にも大きな衝撃を与えました。

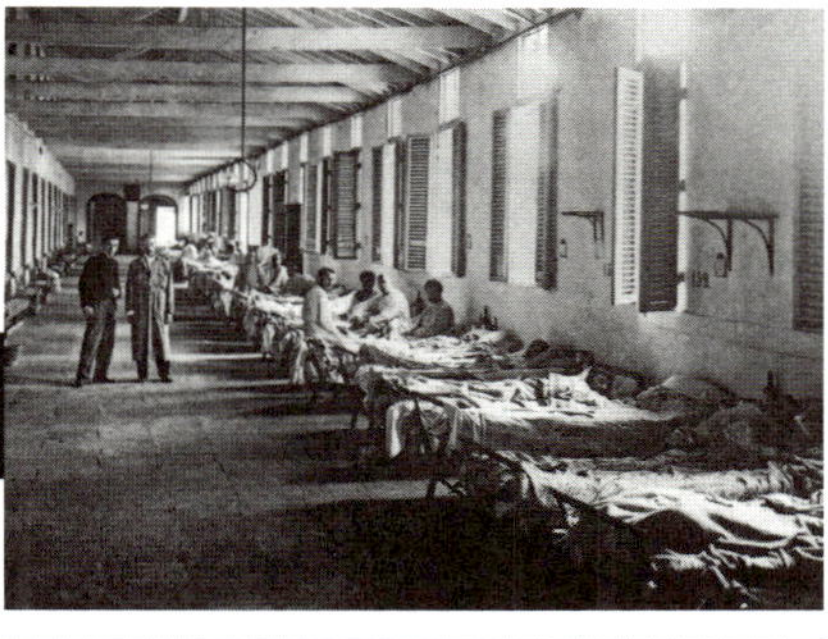

1899年頃のキューバの黄熱病専門病院の様子

並んだベッドには大勢の患者が横たわり満床状態となっています。

19世紀初頭

Modern

英植民地のインドで起こったコレラパンデミックが世界に拡大

Infectious Diseases

ガンジス川のほとりで発生する奇病

17世紀以降、イギリスは北米に加えアジアにも進出し、やがてインドを支配します。1776年にアメリカが独立してしまうと、インドはイギリス最大の植民地として存在感を強めます。インドは貿易の要(かなめ)であると同時に、東南アジア、東アジアに進出するための足がかりでもあったのです。そんな時期にインドを襲ったのが、コレラの大流行でした。

コレラは、汚れた水や食物にいるコレラ菌によって引き起こされます。下痢や嘔吐(おうと)を頻繁に繰り返し、急激な脱水症状により死に至ることもあります。もともとはガンジス川のデルタ地帯に位置する、スンダルバンの大森林が発生地と考えられます。

古代インドの書物には、コレラの症状に似た疫病の記述があります。16世紀にインドに拠点を置いたポルトガル人の記録でも、コレラに酷似した謎の病気について記されています。ただ、それまでの流行は限定的で、巡礼にガンジス川流域を訪れたヒンドゥー教徒が、地元にもち帰る程度でした。

エジプトでは1日に3万3000人が死亡

1817年8月、イギリス政府はインドから「悪い病気」の報告を受けます。突然の嘔吐と下痢により衰弱した病気により、1日20～30人が亡くなり、その後数週間で1万人が命を落としているというのです。やがて、この病気はインド各地に広がりを見せ、ネパールやアフガニスタン、タイやビルマ、日本にも到達します。さらにイラン、イラクなど中東などにも広まりました。

1826年には、再びガンジス川デルタ地帯のベンガルで大規模な流行が発生します。2度目の流行では、前回よりもさらに広い地域に感染が拡大しました。

エジプトのカイロとアレキサンドリアだけで、24時間に3万3000人が死亡したとの記録があります。1831年頃には、ロシアのモスクワに到達して大流行を引き起こすと、カスピ海の北にあった国際的な交易都市アストラハンを壊滅状態に追い込みました。

その後、ヨーロッパ側へ抜けてポーランド、ブルガリア、ラトビア、ドイツへと拡大し、1831年秋には、イングランドの港湾都市サンダーランドで発生します。わずか5年でコレラはインドからイギリスにまで拡散したのです。そして、翌年にはイギリスからアイルランドに渡り、カナダに移住したアイルランド人によってアメリカ大陸にも上陸。カナダからアメリカ合衆国、そしてメキシコへと南下していき、世界中に広まることとなりました。以後、コレラは19～20世紀初頭までの間に、7度も世界的パンデミックを引き起こしています。

感染の拡大原因は植民地貿易と戦争

コレラが世界的に広まった原因の1つは、やはり植民地化されたことと無関係とはいえません。インドにはイギリスのほか、オランダやフランスも進出していました。イギリスに限らず、コレラに感染した交易船の乗組員が、寄港地ごとにコレラ菌を置いていくことになるのです。

交易による伝染の影響は、とくにイスラーム圏で深刻でした。イスラーム教徒は、聖地メッカとメディナへの巡礼を行うのが通例ですが、メッカにコレラが根付くと、巡礼時にコレラ菌をもち帰ることになります。インドにおけるヒンドゥー教徒の巡礼感染と同じパターンですが、イスラーム教はペルシア湾沿いから西はモロッコにまで広がっています。1831年からコレラ禍が収束を見せる20世紀初頭まで、中東では少なくとも40回、2年に一度の割合でコレラが流行しています。

さらにイギリスは、内陸のネパールやアフガニスタンにも侵攻しています。ここで、コレラに感染したイギリス兵が、敵兵にも感染を拡大させることになったのです。同じ頃、ロシアも地中海進出を目指して、オスマン帝国と戦っています。この時、中東で流行していたコレラ菌をロシア兵がモスクワにもち帰り、さらにポーランドへの派兵でヨーロッパに波及していったのです。

また、19世紀は蒸気機関車や蒸気船の活動が活発になった時期でもあります。大量輸送が可能になり、移動速度が増したことも、地球規模の急速な感染拡大の理由と考えられます。新型コロナウイルスが流行する前、日本では豚コレラが話題となっていました。人には感染しないため、豚熱に改称されましたが、「コレラ＝恐ろしい感染症」のイメージは現在でも根強いといえます。

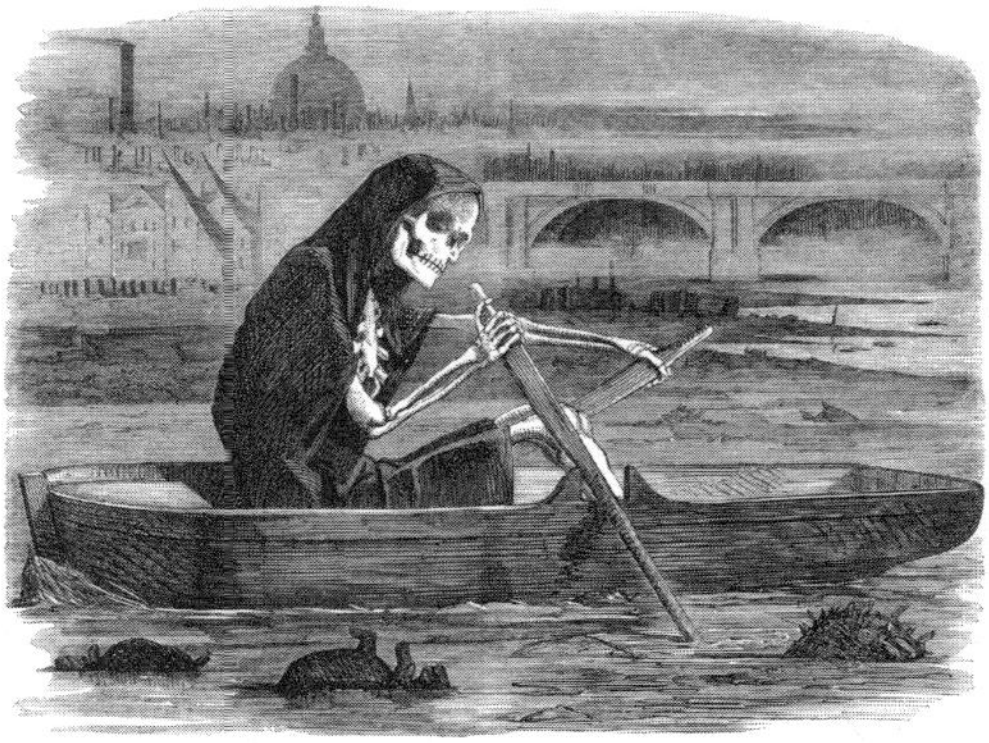

THE "SILENT HIGHWAY"-MAN.
"Your MONEY or your LIFE!"

船をこぐドクロの漫画

1858年、イギリスの大衆雑誌『パンチ』に載ったイラスト。コレラは急激な脱水症状により体内の水分が奪われて骨と皮だけの状態になっていくことから、非常に恐れられました。

19世紀コレラの感染経路の推定地図

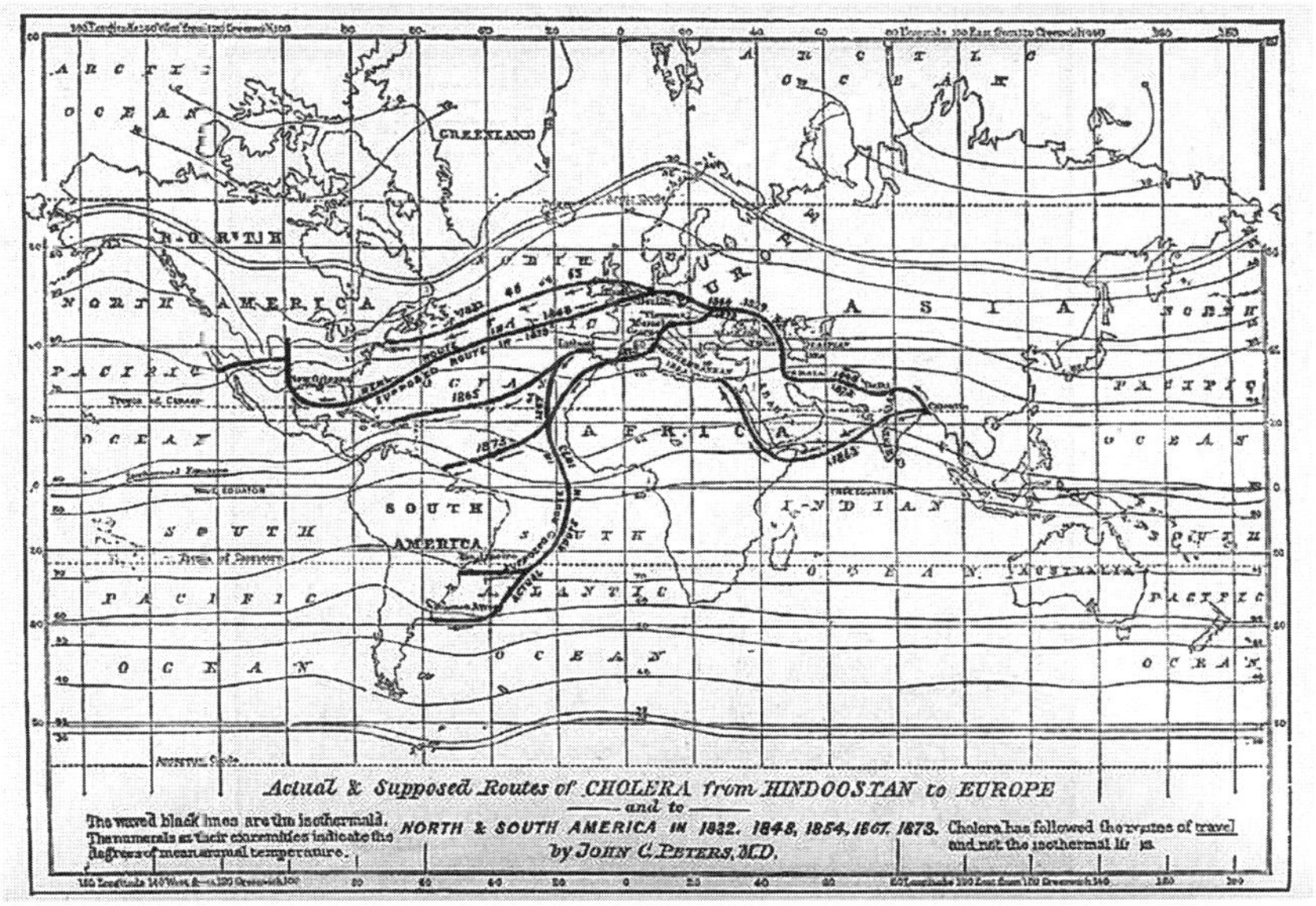

インドから中東を経てヨーロッパ、アメリカにまで広まった様子が描かれています。

Modern

19世紀中頃

ロンドンでコレラが大流行 起死回生の感染マップと顕微鏡

Infectious Diseases

1831年発生時にはイギリスで14万人死亡

インドから広まったコレラは、イギリスに到達するとロンドンでも大流行します。17世紀にペスト、18世紀には結核に苦しめられたヨーロッパは、再び感染症の脅威にさらされたのです。

イギリスで最初のコレラは1831年に発生し、瞬く間に広まり死者14万人にもなっています。1848年には2度目の流行が起き、1万4000人が亡くなりました。パリで2万人、フランス全体では10万人もの犠牲者が出るなど、ヨーロッパ全域で流行しています。現在のコレラによる致死率は10％ほどですが、当時は感染者の半数が死ぬという恐ろしい病気だったのです。

各国ではコレラに対する研究を進めますが、当時ヨーロッパでは、伝染病の原因は瘴気(しょうき)だと考えられていました。瘴気とは、「病気を引き起こす作用のある空気」という想像上のもので、つまり空気感染です。当時のロンドンは産業革命によって人口が急増し、19世紀末には420万人にも達する大都市でした。一方で、下水やゴミ処理の機能はまったく追いついておらず、街内には悪臭がたちこめ、衛生環境が悪かったのも事実です。

ジョン＝スノウの感染地図でわかった発生源

コレラが空気感染するという説が大勢を占めるなか、それに疑問をもつ者も少なくありませんでした。空気感染であれば不衛生な貧困エリアで多発するはずですが、コレラは貧富の別なく広まっていました。また、ある地区で数百人の患者を出しながら、数日後にはまったく別の地区で発生することもあります。空気感染では説明のつかないことも多かったのです。

その謎を解いたのが、ロンドンで医師をしていたジョン＝スノウです。スノウは、集団感染した地域を調査し、１８５４年に感染地図を作成しました。その地図を基に、テムズ川を水源とする利用者に感染者が多いこと、さらにブロードストリートに死者が集中していることから、コレラの発生源がブロードストリートにあるポンプ井戸であることを突き止めたのです。

ロンドンでは、下水を通った汚水がそのままテムズ川に垂れ流され、ろ過処理されないまま市民の飲料水に用いられていました。感染者の排泄物も下水を通ってテムズ川に流れ込みます。汚水に含まれたコレラ菌が、感染者を増産することにつながっていたのです。

コレラが飲み水によって感染するという事実は、画期的な発見でした。スノウが作成した感染地図は、感染症の拡大状況を調べ、クラスターを特定して発生源を突き止める手法として現在でも使われています。スノウの指摘によって、下水道の整備が進み、市街の衛生環境も整うようになっていきます。スノウは疫学の基礎を築いたといえます。

顕微鏡の発達によりコレラ菌を発見

スノウによって水感染が明らかになったコレラでしたが、医学の世界で病原体が認められるまでには時間がかかりました。依然として瘴気説を主張する医師のほうが多かったのです。市民は「寝室のドアを開けたまま眠る」「野菜やサラダを摂取しない」「タバコや大麻が効く」といった、根拠のない怪しげな予防法を信じるしかありませんでした。

そんな状況を打開したのが、顕微鏡の発達です。顕微鏡そのものは16世紀末に発明され、微生物の発見などに役立てられていましたが、ただの珍しい道具という扱いで、貴族や富裕層が趣味でもっているだけでした。しかし、その後改良が進んで高倍率になったことで、19世紀後半には医学や生物学で利用されるようになります。

顕微鏡を使った研究が進められた結果、フランスのルイ＝パストゥールが炭疽菌(たんそきん)発見のさきがけとなる仕事を残し、１８７６年にドイツの医師ロベルト＝コッホが、炭疽菌を発見することに貢献しました。さらにコッホは１８８２年に結核菌を発見しています。

そして１８８３年、コッホがインドにおいて、ついにコレラ菌を発見したのです。コレラの正体が明らかになったことで、大都市でのパンデミックは激減していきます。コレラは現代でもたびたび流行を引き起こしますが、衛生面に気をつけていれば恐れるほどではなくなっています。

ジョン=スノウの感染地図

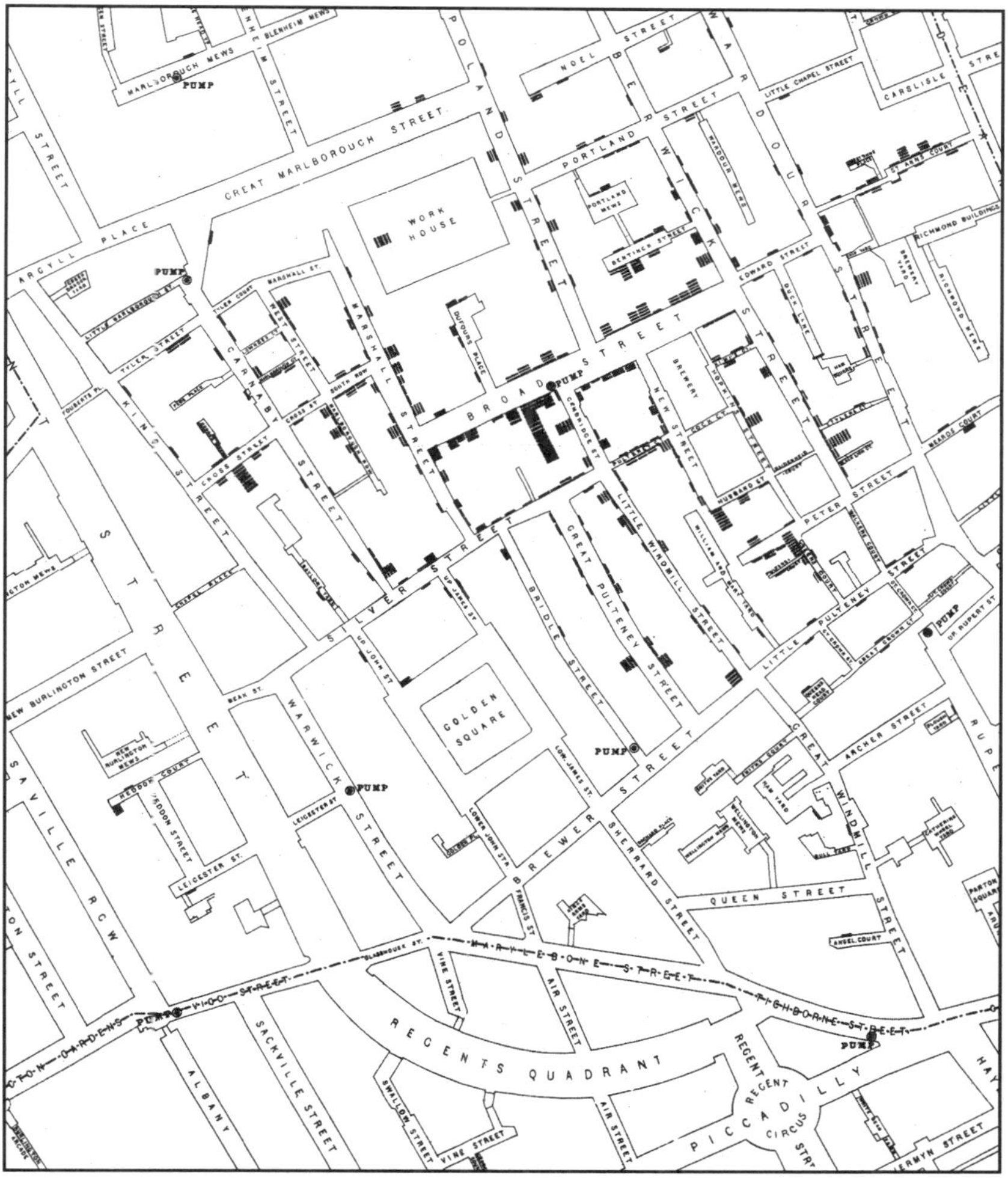

黒いブロックが積み上げられた場所がクラスターを示しています。ここからスノウはブロードストリート周辺の井戸水が感染源になっていることを突き止めました。

1845～49年

Modern

アイルランドの人口を激減させたジャガイモ飢饉と結核の関係

Infectious Diseases

19世紀に至っても「白いペスト」は健在

18世紀に沈静化したように見えた結核ですが、その恐怖は終わりませんでした。19世紀に入ると、以前にも増して大規模な流行が繰り返されるようになったのです。17～19世紀のヨーロッパ・北アメリカの死者のうち、20％は結核によるものとさえいわれています。

産業革命以降、イギリスをはじめとした各国の主要都市では工業化が進み、蒸気機関の発達で石炭需要も高まります。長時間労働が当たり前になり、炭鉱で働く労働者の間で結核が蔓延（まんえん）しました。さらにその石炭を使って稼動する都市部の工場も大量の煙を出し、労働者は劣悪な環境に置かれていました。都市部では人口が急増し、地方から仕事を求めてやってきた労働者は過酷な現場に置かれます。狭い住居に低賃金という労働環境、工場の排出する煙と整備されない上下水道、飢饉による食糧不足など、結核の温床となる条件がそろっていました。

1845年からの大飢饉で人口は8分の1に

産業革命の波から取り残されたのは、イングランドの隣のアイルランドでした。12世紀頃からイギリスの支配下に置かれたアイルランドでは、工業化が遅れて農業が主要産業となっていました。しかも、農作物の大半はイギリスに吸い上げられ、苦しい生活を余儀なくされます。

そんなアイルランドを救ったのがジャガイモでした。主要作物の麦の大半を大地主に奪われる小作農は、残ったわずかな土地でジャガイモを育てて飢えをしのいだのです。

ジャガイモはコロンブスが発見し、中米からもち帰ったものです。当初は「食べるとコレラになる」といった迷信から、あまり食べられませんでした。しかし、栄養価が高く、寒冷地でも育ち、わずかな土地でも収穫量が多いため、貧困農家にはありがたい作物でした。アイルランドに限らず、現在でもヨーロッパ諸国でジャガイモの食文化が根付いているのはこのためです。

ジャガイモが普及したことで、農民の食生活も安定し、18世紀に350万人だったアイルランドの人口は、1840年には800万人に増えています。ところが、1845年から49年にかけて、ヨーロッパ全域でカビが原因と考えられるジャガイモの疫病が発生します。このジャガイモ疫病は、病原菌の胞子が葉を変色させ、根まで広がっていく病気です。人には伝染しませんが、病気で枯れた茎や葉が腐り、畑の土にまで影響を与えてしまいます。ジャガイモは前年に収穫したイモを種イモとして栽培します。輸入した種イモに付着した菌が広まったと考えられますが、同じ品種をつくり続けていたため、抵抗力が弱くなっていたことも問題でした。

とくにアイルランドでは、天候不順も重なって大凶作となります。しかも、農場主であるイギリス貴族は、深刻な食糧不足にもかかわらず、イギリスへの食糧の輸出を強行していたのです。逆に、イギリスからの食糧支援はほとんどありませんでした。大飢饉のために命を失ったアイルランド人は100万人にもなったといわれます。アイルランドの人口は、その後20世紀になっても回復しないほどの大打撃を受けました。なお、この時のイギリスの対応がアイルランド国民に深い遺恨を残し、のちのアイルランド独立運動へとつながっていきます。

国外脱出により伝染病が新大陸に波及

野菜の疫病により深刻な危機に陥ったアイルランドでは、新天地を求めてアメリカやカナダ、オーストラリアなどに移住する人々もいました。その数は正確にはわかりませんが、19世紀の間にアイルランドの人口の半数近い400万人以上がアメリカに渡ったとされています。

ただ、栄養不良の移民を乗せた船は衛生環境も悪く、航海中にも疫病が蔓延します。とりわけ、結核に感染した者が多く、アメリカで結核が大流行することになりました。結核ばかりではなく、コレラ、麻疹（ましん）、チフスなども同様です。疫病をもち込んだ元凶として、アイルランド移民は激しい差別を受け、排斥運動まで起きました。

しかし、アイルランド移民は懸命に新天地で生き抜き、経済界や政界で活躍するようになります。第35代ジョン＝F＝ケネディ、第40代ロナルド＝レーガン、第42代ビル＝クリントン、第44代バラク＝オバマといった2人の歴代大統領は、アイルランド移民の子孫にあたります。

アイルランド系の2人の米国大統領

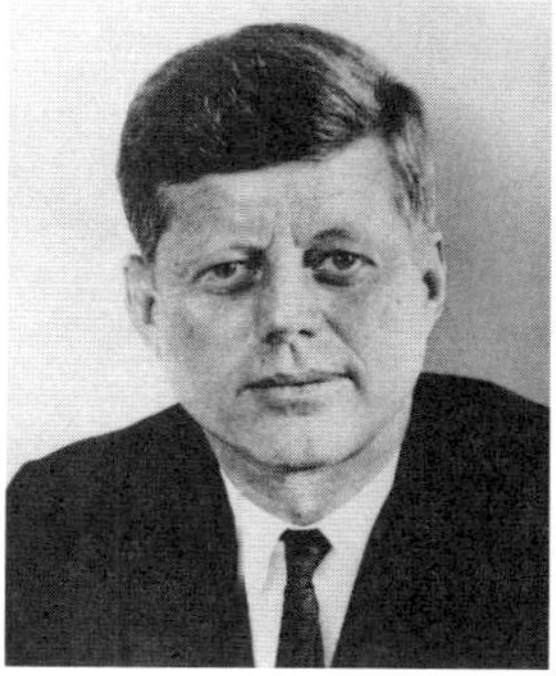

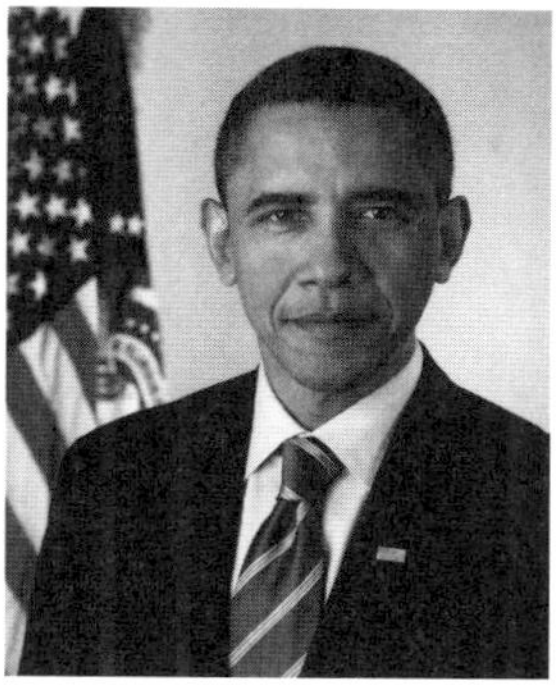

ケネディ大統領（左）の曽祖父パトリックは渡米後に結核で亡くなっています。オバマ大統領（右）は母方がアイルランド系です。

ジャガイモ飢饉の時代のイラスト

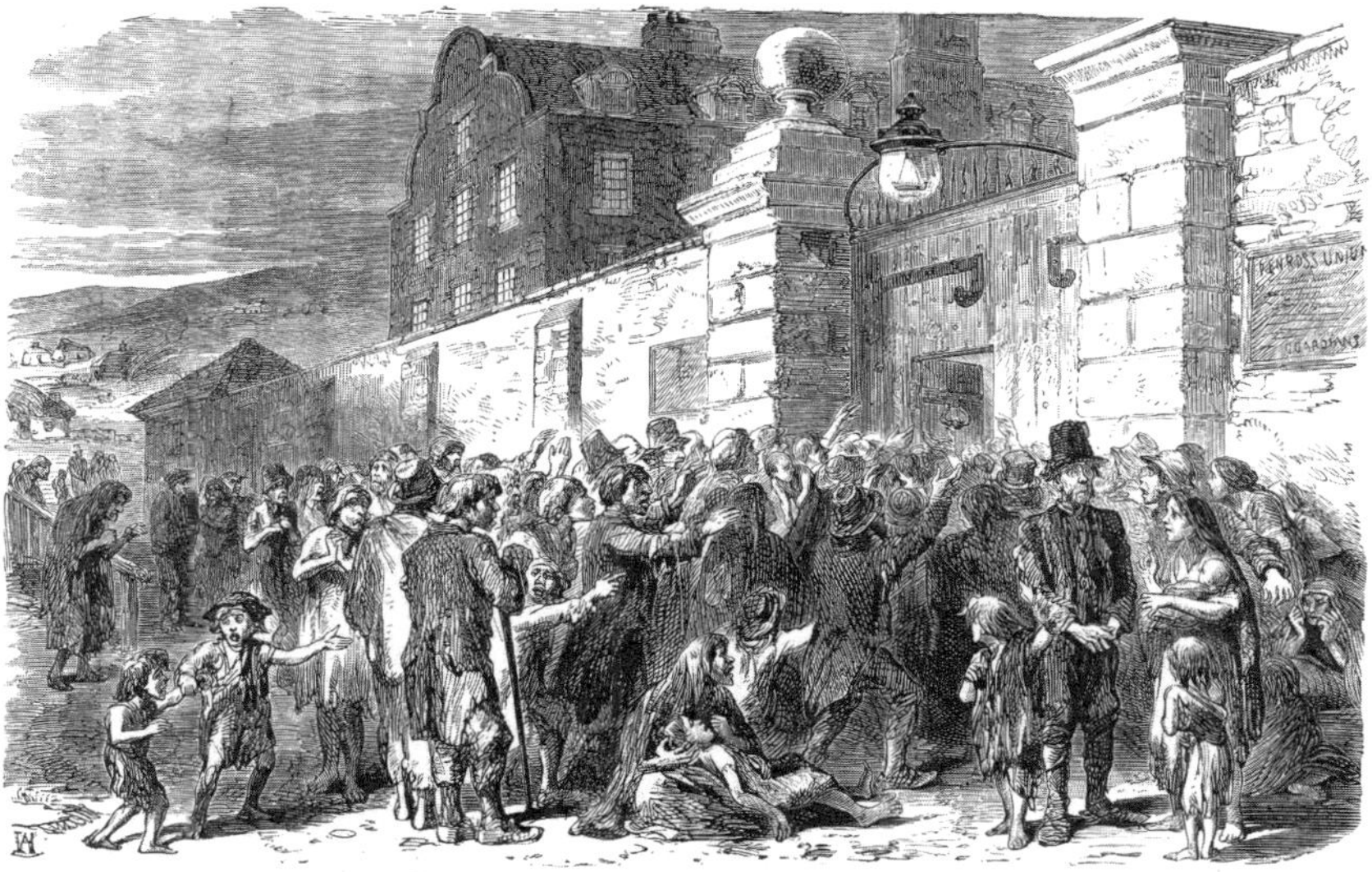
THE IRISH FAMINE—SCENE AT THE GATE OF THE WORK-HOUSE.
(809)

食べ物を求めるアイルランドの人々を描いています。そんな民衆に対し、イギリス貴族の領主が手を差し延べることはありませんでした。

19世紀後半

Modern

幕末から近代化の道を歩んだ日本にも押し寄せた結核

Infectious Diseases

高杉晋作や沖田総司を襲った開国後の結核

世界を襲ったパンデミックは、日本にも波及しています。しかし、17～18世紀の江戸時代、国外からもち込まれた感染症はあまり広まっていません。19世紀にインドから広まったコレラは日本にも到達しましたが、鎖国中の日本では海外との接点となる港は長崎をはじめ数カ所にしかなく、広まったとしても各地の関所で感染者の流入を抑制することができていたのです。

しかし、幕末以降の日本では、結核が蔓延（まんえん）することになりました。結核自体は古代から日本にも存在し、労咳（ろうがい）と呼ばれていました。幕末の勤王（きんのう）の志士たちは、不衛生で低栄養の生活環境の中で、結核と戦いながら志のために活動しなければならなかったのです。

討幕の原動力となった長州藩の高杉晋作は、幕府軍との戦いで奇兵隊を率いて戦いましたが、結核に冒され、27歳の若さで亡くなっています。維新を成し遂げて明治の元勲となった木戸孝充（きどたかよし）（桂小五郎）や、坂本龍馬の海援隊から外務大臣となった陸奥宗光も結核に罹患していました。幕府側では、新選組の沖田総司が有名です。美貌の天才剣士として、時代を問わず人気があります。

明治期の近代化で被害を受けた女工と軍人

明治期に入ると、殖産興業と富国強兵政策により工業化が進み、産業革命のヨーロッパと同様に結核も恒常化していきます。その温床となったのが紡績業と軍隊でした。

明治期の日本の主産業は養蚕と生糸の輸出でした。世界遺産にもなった官営の富岡製糸場が知られています。しかし、民間の紡績工場では、地方の農村から集められた少女たちが、低賃金で昼夜二交代という過酷な労働環境の中で働かされていたのです。食事も満足に与えられず、宿舎には大勢の女工が詰め込まれて身心を蝕まれ、ほとんどが2年以内に結核に冒されたといわれます。

当時の紡績工場の労働者は80万人で、そのうち50万人が女工だったといわれます。そして、当時病気で解雇され、帰郷後に亡くなった女工のうち、7割強が結核だったともいわれます。1911年に工場法ができるまで、40年近く10代の少女たちが搾取され、健康を脅かされ続けてきたのです。その過酷な実態は、のちに細井和喜蔵が『女工哀史』で記しています。

一方、男性では軍隊で結核感染者が増大しました。女工たち同様に集団生活が基本となる軍隊では感染リスクも高く、多くの兵士が結核に感染することになりました。兵の感染は兵力低下につながるため、軍では徹底した結核検査を行っていましたが、完全に防ぐことはできませんでした。

結核に罹患した女工や軍人は、解雇されて故郷に帰されます。こうして地元に戻った女工や軍人が、地方の農村にまで結核を拡大させてしまうことも起きています。

　こうした事態に、対処しようとした者もいました。自動車メーカーのトヨタの創始者である豊田佐吉は、当初は自動織機を開発していました。佐吉の発明により、女工が織機に通す糸や杼を口に含む必要がなくなったことは、作業を楽にするだけでなく、結核の感染防止にもつながりました。

結核から花開いたサナトリウム文学

「国民病」とも呼ばれた結核は、著名人にも多くの犠牲者を出しています。作曲家の滝廉太郎は、ドイツ留学で発病し、帰国後に23歳の若さで亡くなりました。死後、結核への偏見から、彼が作曲した譜面の多くが焼却されてしまったといいます。

　同じくドイツに留学していた医師で作家の森鷗外は、19歳で結核になりましたが、結核であることは秘密にしていました。俳人の正岡子規は、結核で喀血を繰り返す自分と、血を吐くまで鳴くというホトトギスを重ねあわせました。子規という雅号はホトトギスの別名です。

　結核があまりに一般化したため、結核にロマンを感じるような風潮も生まれています。痩せて色白で潤んだ目という症状が、はかなげで美しいと感じられたためです。前述の沖田総司に代表されるように、結核患者は総じて美男美女というイメージで描かれるようになります。

　結核の療養のために使われる、空気の澄んだ高原のサナトリウムを舞台とした悲恋物語は「サナトリウム文学」と呼ばれました。代表的な作品に堀辰雄の『風立ちぬ』、海外ではトーマス＝マンの『魔の山』などがあります。恐ろしい病気ですが、結核によって生まれた文化もあったのです。

紡績工場で働く女工たち

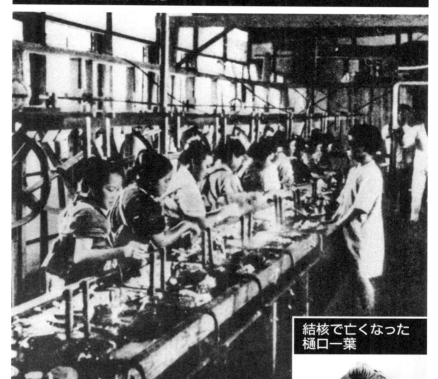

1900年撮影。紡績工場で働いたのは、おもに農村出身の14～16歳の少女たちでした。農家にとっては口減らしの意味もあり、耐えるしかありませんでした。

結核で亡くなった樋口一葉

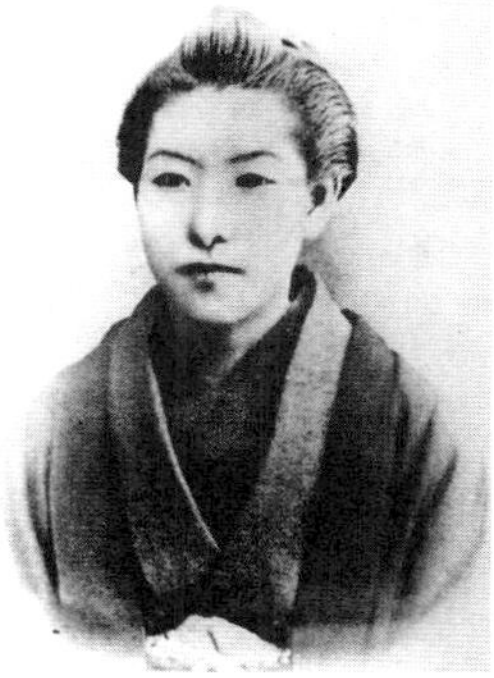

24歳の若さで亡くなった一葉は、1年余の執筆期間で優れた名作を遺し、5000円札の肖像になっています。

18世紀後半以降

Modern

謎に満ちた暗黒大陸の開拓 列強のアフリカ進出と植民地医学

Infectious Diseases

リヴィングストンのアフリカ大陸横断

大航海時代以降、アフリカを植民地としていった西欧列強ですが、その支配地域は沿岸部に限定されていました。地中海に面した北アフリカはともかく、アフリカ内陸部には、入植者にとって前人未到の地が多数存在していたのです。進出を阻んだ原因は、現地にはびこる感染症にあります。18世紀後半に現モザンビーク領の内陸部からデラゴア湾に至る地域を探検したウィリアム＝ボルトは、探検隊152人のうち132人を感染症で失っています。そのほかにも、多くの探検隊が、現地の感染症により命を落としています。西アフリカに駐留するイギリス軍の死亡率は、1000人あたり400人に達していました。

19世紀に入っても、アフリカ内部は、周囲からうかがい知ることのできない「暗黒大陸」と呼ばれていました。そんな状況を一変させたのは、スコットランドの探検家デイヴィッド＝リヴィングストンでした。宣教師で奴隷制度廃止派だったリヴィングストンは、1841年に南アフリカに派遣され、1849年から南部アフリカ奥地を探検しました。

その後もアフリカ探検を続けたリヴィングストンは、1873年に現地で病没します。しかし、その遺志はイギリスのヘンリー＝スタンリーに受け継がれ、アフリカ内陸のことが徐々にわかるようになったのです。スタンリーはナイル川の源流を突き止めています。

赤道以南で猛威を振るう「アフリカ眠り病」

アフリカでヨーロッパ人を震え上がらせた感染症には、黄熱病やチフス、赤痢など多数ありますが、最大の脅威となったのはマラリアです。ただし、19世紀前半には、アルカロイドのキニーネが治療薬として普及し、克服されるようになります。

19世紀後半に流行したのが、「アフリカ眠り病」です。アフリカ眠り病は、アフリカ原産のツエツエバエが媒介する寄生虫のトリパノソーマによって引き起こされるため、アフリカトリパノソーマ症ともいいます。初期症状は、発熱や頭痛、関節痛などがあります。しかし、進行すると睡眠周期が乱れ、やがてこん睡状態に陥って死に至ることから「眠り病」と呼ばれているのです。サハラ砂漠以南からカリハリ砂漠まで、アフリカ中部の広い地域で古くから存在していた風土病です。

人間だけでなく馬や牛にも感染するため、ヨーロッパからもち込まれた馬が続々と倒れたことも、内陸部への進出が難航した理由の1つといえます。1896年から1906年までの10年で、ウガンダで25万人、コンゴ盆地で50万人が、アフリカ眠り病で亡くなったとされています。

「帝国医療・植民地医学」が医学発展に貢献

数々の感染症にさらされる危険がありながらも、西欧列強はアフリカ進出を止めませんでした。リヴィングストンやスタンリーによってアフリカ内部が明らかにされ、マラリアがキニーネによって駆逐された19世紀は、列強のアフリカ進出が加速化した時期でもあります。

1833年、イギリスで奴隷制度廃止法が成立し、アフリカの奴隷は徐々に解放されます。しかし、アフリカにはダイヤモンドや金、ヤシ油など、手つかずの資源がまだ大量に眠っていたのです。イギリス、フランスを中心に、列強が続々とアフリカに進出し、1884年にベルリンで会議を開くと、イギリス、フランス、イタリア、スペイン、ポルトガル、ドイツ、ベルギーの7カ国でアフリカを分割することになりました。世界地図で、アフリカの国々の国境に直線が多いのは、現地住民の民族性や文化、地形を考慮せず、列強が緯度と経度で勝手に切り分けたためです。

さらにヨーロッパの国々は、植民地での健康対策にも力を入れました。感染症による犠牲者を減らすことは、植民地を維持するためにも重要なことでした。こうした医療体系は「帝国医療・植民地医学」と呼ばれます。20世紀に入ってからのノーベル生理学・医学賞の受賞者は、アフリカでの感染症研究に成果を上げた人物が少なくありません。マラリアの治療薬の開発や、アフリカ眠り病の原因解明など、帝国医学が感染症の解明と近代医学の発展に大きく貢献したことは確かです。もちろん、それで列強による植民地支配が、正当化されるわけではありません。

アフリカの植民地地図

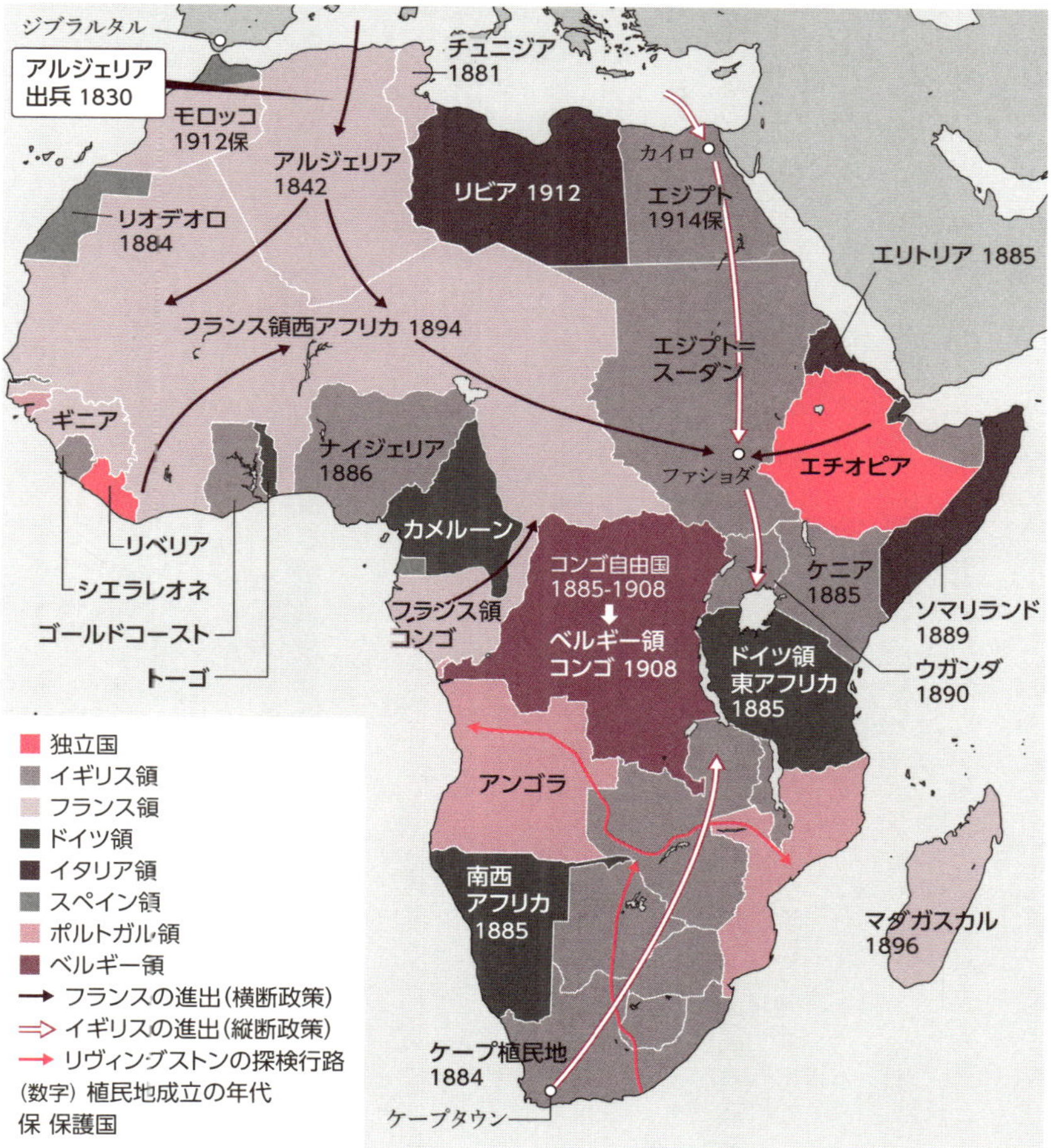

イギリスとフランスは植民地獲得のライバルであり、それにほかの5カ国が追随。コンゴはベルギー国王の私有地とされました。

1894年

Modern

イギリス領香港でペストが流行 国際調査団の派遣と進む防疫対策

Infectious Diseases

感染者の95%が亡くなる驚異の致死率

7世紀に隋を滅ぼし、14世紀、17世紀とヨーロッパを恐怖に陥れたペストは、その後100年ほどは沈静化していました。とはいえ、完全に消えたわけではなく、相変わらずペストに苦しむ地域はありました。発生源とされる中国の雲南省では、すでにペストが風土病となっていました。1855年に軍の反乱が起きましたが、政府軍がこれを鎮圧します。しかし、その時雲南省に派兵された兵士の何人かがペストに感染し、中国各地にもち帰ることになりました。そして、各地に散ったペストは、イギリス領となっていた香港で大流行を引き起こしたのです。

1894年の5月、香港のヴィクトリアピークで流行したペストにより、1カ月で450人が死亡しています。当時は陸続きの中国からの越境者も多く、そこから感染が広まったと考えられます。香港政府は感染者の隔離や、感染家屋の消毒などの対策をとりましたが、年内には2679人が感染し、2552人が死亡しています。感染者の95%が亡くなるという死の病の再発です。

国際協力の実現でペスト菌が発見される

香港は、1842年の南京条約によりイギリスに割譲されていました。香港島と200以上の小島、九龍（クーロン）半島南部からなり、北は広東省の深圳（しんせん）市と接しています。現在では世界有数の過密都市として知られますが、もともとは人口8000人ほどが暮らす小さな漁村があるだけでした。しかし、1865年には、12万5000人が住む大都市となっています。香港は、東西貿易の重要な港であり、イギリス支配の下で急速な発展を遂げていたのです。

国際的な重要港でのペストの発生は、ペストの恐怖心が根強く残っていたヨーロッパに衝撃を与えます。ただちに対策チームが組まれ、香港に派遣されました。フランスからはパストゥール研究所のアレクサンドル＝イェルサンが派遣されています。

日本からは、北里柴三郎、青山胤通（たねみち）ら、6名の医師団が派遣されました。北里はパストゥールのライバルだったドイツのコッホの弟子にあたります。6月に香港入りした日本医師団は、青山をはじめ3人が調査過程でペストに感染するという事態にも陥りますが、各国の調査隊が協力し、香港ペストの早い段階での収束に尽力しました。

また、現地調査により、北里とイェルサンは、ついにペスト菌の発見に成功しています。発表したのは北里のほうが先で、イェルサンの発表はその1週間後でした。しかし、細菌の染色によって陰性か陽性かを判定するグラム染色で、北里がグラム陽性としたのに対し、イェルサンはグラム陰性としていました。結果的にイェルサンの報告が正しかったことから、北里は誤りを認めています。

止まらない香港発の世界的パンデミック

ペスト菌は発見されたものの、香港のペスト流行は簡単には収まりませんでした。香港では毎年のように春先から夏にかけてペストが蔓延（まんえん）します。国際貿易都市である香港には、常時海外の船舶が出入りしているため、世界中に拡散されていくことになります。

とくに中国とインドで被害が拡大しましたが、１８９９年には香港から入港した船に潜んでいたネズミによって、ハワイにも波及しています。流行したオアフ島の中国人街は、市が焼却処分を決定しましたが、燃え広がって４０００人が焼け出されるという二次災害を生んでいます。

同じ年に日本にもペストが上陸しました。神戸港に入港した台湾船の乗員に感染者がいたことから広まったようです。その後、27年間で約２９００人が発病し、約２２００人が死亡しています。

さらに、翌年にはアメリカにまで広がり、サンフランシスコで１１３人が死亡。同時期にオーストラリアでも発生し、１９２５年までに１９００人が死亡しました。このように世界的なペストパンデミックとなりましたが、過去2回に比べて死者の数はかなり抑えられています。これは、ペスト菌の発見により、感染経路の特定が進んだことが大きかったといえます。

１８９７年、台湾でペスト研究を行っていた緒方正規（おがたまさのり）と、フランス人科学者のポール＝ルイ＝シモンが、ペストがネズミにとりついたノミを媒介とすることを突き止めています。緒方は北里とライバル関係にありましたが、このように国の枠、ライバルの枠を超えた研究の成果により、ペスト

ペスト流行下の香港を描いたイラスト

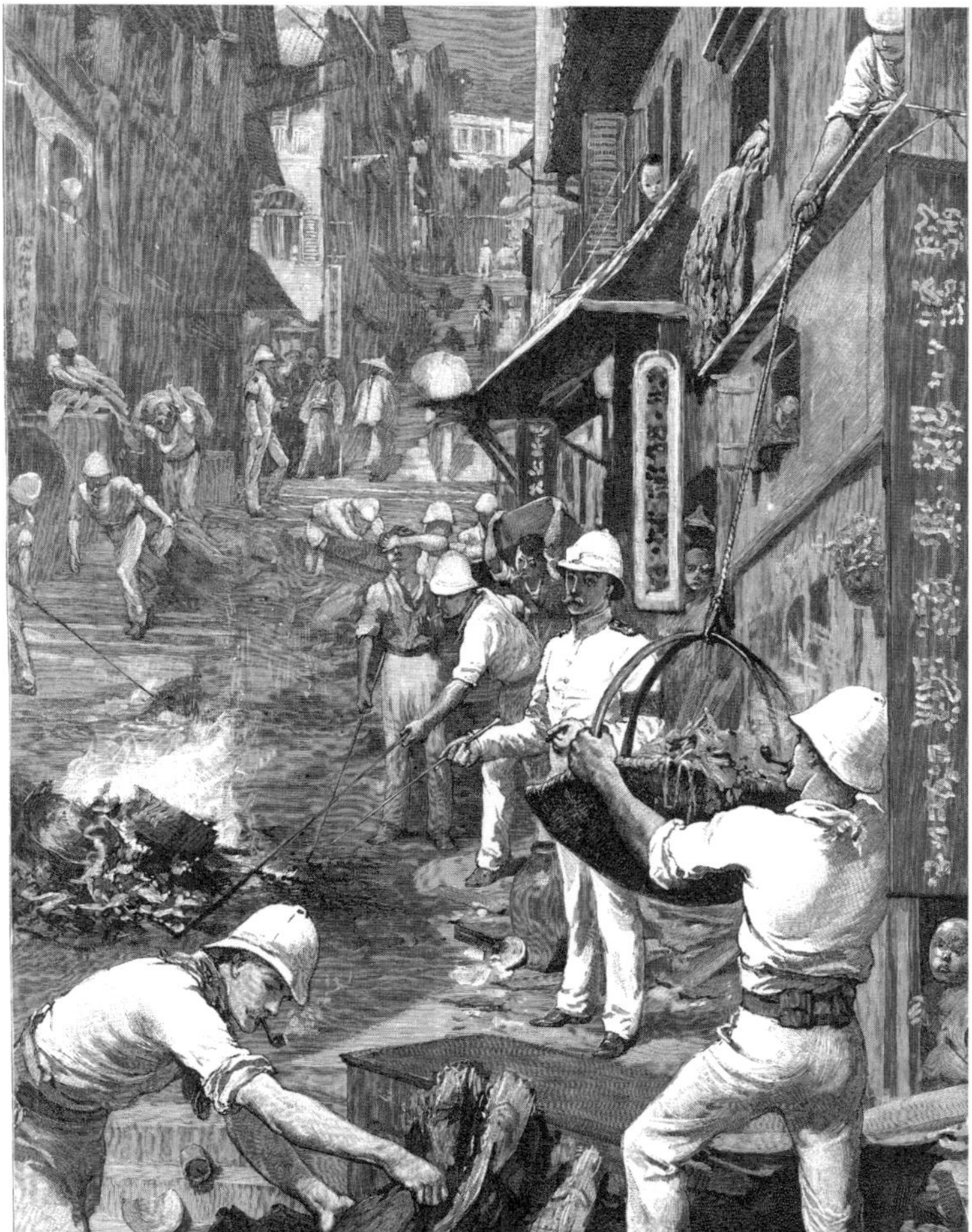

1894年制作。イギリス軍が感染した家のゴミを焼却処分しています。おもに中国とインドで被害を拡大させた3度目のペストパンデミックは、列強の感染症対抗策によりヨーロッパへの侵入が阻まれました。

の謎は解明されていったのです。

植民地医学の成果と感染症対策の政治化

香港でのペスト対策は、国際協力という新たな局面を生み出しました。ただ、列強にとっての重要課題は、植民地におけるペストが、現地在住の自国民を通じて本国へ拡大しないことが第一だったともいえます。こうした意味では、香港での対応も植民地医学の一環といえました。

香港でペストが流行した時期は、日清戦争や日露戦争が起こった時期と重なります。日本にとっても、大陸進出には感染症対策が不可欠だったのです。

１９１１年、清朝末期の満州で大規模な肺ペストの流行が起こった時も、国際調査団が派遣されましたが、これには各国の政治的思惑（おもわく）も絡んでいました。当時、日本とロシアは、ペスト対策を口実として、満州進出を狙っていたのです。これに危機感を抱いた清朝政府は、奉天で国際ペスト会議を開催し、ヨーロッパの主要国やアメリカ、メキシコといった国々を招き、日本とロシアの動きをけん制します。この結果、国際調査団が組織されることになったのです。これは、感染症対策が初めて政治問題化された事例となりました。

香港のペストパンデミック以降、国際的な感染症対策は大きく前進しました。国際協力の下での検疫体制の強化が、被害を最小限に食い止めることに成功したのです。一方で、感染症対策が政治の舞台に上がり、各国の思惑が絡むということが、現代でもたびたび見られます。

4章：20世紀以降に出現した感染症

Present Day

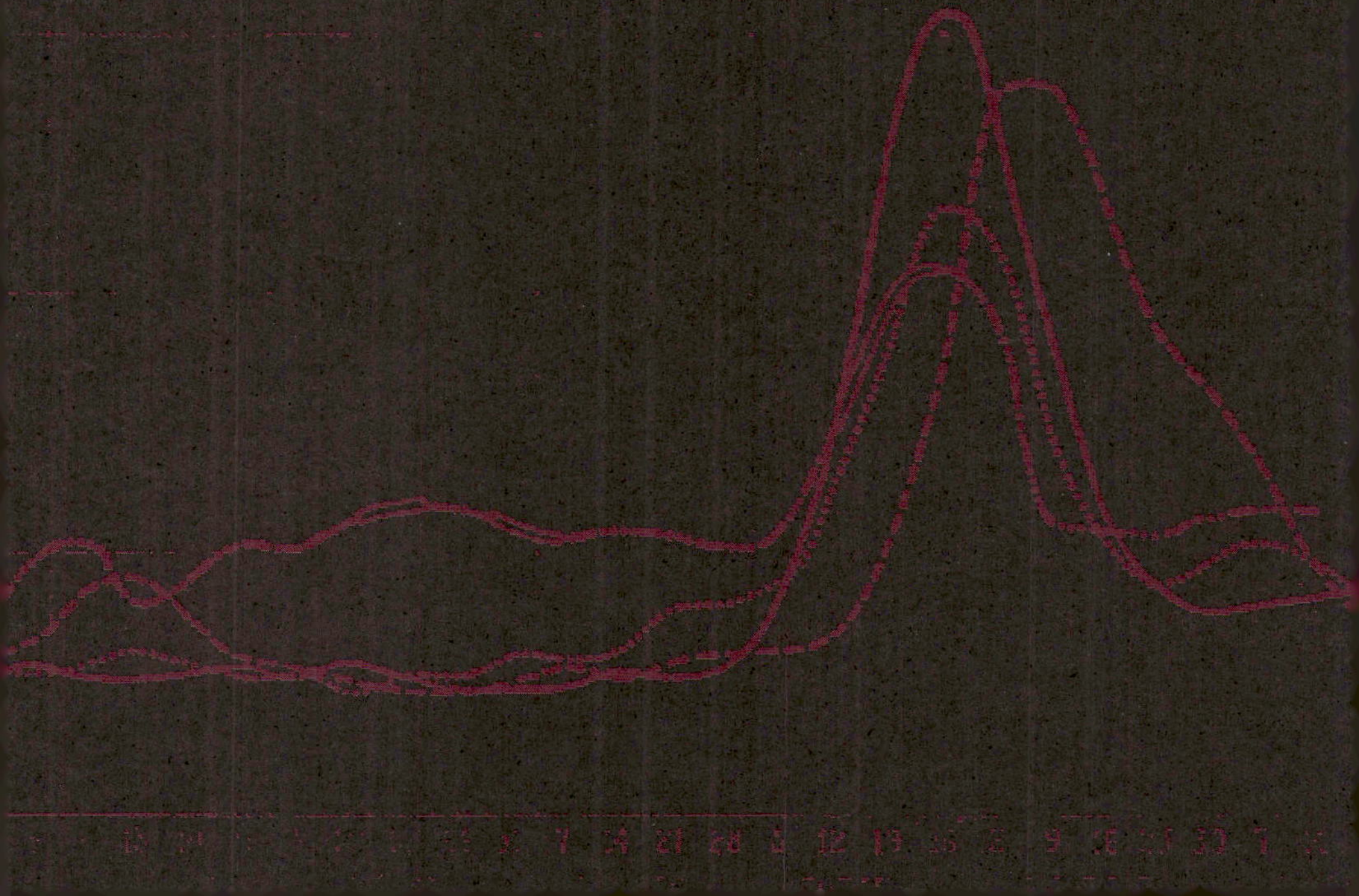

1918年

Present Day

第一次世界大戦以上の死者数 人類を脅かしたスペイン風邪

Infectious Diseases

戦争終結を早めたといわれる病

人類史上、世界を巻き込んだ戦争が2度ありました。1つは今年、終戦から75年を迎える日本人にとっては忘れられない第二次世界大戦です。そしてもう1つが、1914年6月に起きたサライェヴォ事件に端を発する第一次世界大戦でした。

世界全体を巻き込み膨大な数の死者を出した戦争でしたが、じつはその裏ではもう1つ壮絶な戦いが起こっていました。感染症の歴史の中で最大の悲劇とまでいわれ、世界史に大きな影響を及ぼした「スペイン風邪」の大流行です。人類史上、1回の流行として最大の感染者・死亡者を出したといわれ、その恐怖は今なお語り草となっています。

1918年の大戦末期には前線で戦う将兵たちがスペイン風邪に感染し、戦争の継続が困難になるほどでした。皮肉にも、そのせいで第一次世界大戦の終結が早まったともいわれています。第一次世界大戦の戦死者数は約900万〜1600万人。対してスペイン風邪での死亡者数は2000万から5000万人、感染者だけなら約6億人といわれています。当時の世界人口は約18億人前後と考えられており、人類の約3分の1がこの病気の脅威にさらされていたことになります。

スペイン風邪の正体はインフルエンザ

人類を脅かしたスペイン風邪ですが、その原因は未知のウイルスや細菌によるものではありませんでした。日本でも毎年冬に流行し、予防接種などが盛んに行われるインフルエンザ、それこそがスペイン風邪の正体なのでした。

インフルエンザの歴史はじつは驚くほど長く、紀元前5000年頃にはすでに存在していたと考えられています。古代ギリシアの医師ヒポクラテスによる記述には、インフルエンザと思しき描写もあります。

じつはスペイン風邪より前にもインフルエンザの大流行は何度かありました。1729年にロシアから広まったインフルエンザは3年かけて世界に広まり、スペイン風邪以前で最も規模の大きい流行でした。その後、約50年間隔で大流行を繰り返しました。

初期対応を完全に誤った結果大流行を招いた

感染症の対策では、最初に発症した患者「ゼロ号患者」を探し出すのが基本となります。スペイン風邪のゼロ号患者については、3つの説があります。

1つ目がアメリカ、カンザス州ファンストン基地（現フォート・ライリー陸軍基地）を発生源とするもの。1918年3月4日、同基地で発熱や頭痛などの体調不良を訴える兵士が続出しました。発病した兵士は豚舎の清掃担当であり、豚から感染したと思われます。この基地周辺はカナダガンの越冬地でもあり、ガンから豚、豚から人へと感染したと見られています。1000人以上が感染し、48人が死亡しましたが、この時点ではただの肺炎として処理されました。

2つ目がフランスを発生源とする説です。第一次世界大戦中、北フランスのエタープルという村にあったイギリス軍の基地には連合軍の兵士が常に10万人ほど出入りしていました。1916年12月にインフルエンザに酷似した症状の兵士が入院し、その後、多くの兵士が同様に入院しました。その死亡率は「戦闘の6倍も高い」という脅威的なものでした。

そして3つ目が中国を起源とする説です。当時、アメリカ国内で流行する前に中国国内でスペイン風邪と思しき呼吸器疾患が流行していた記録がありました。そして、英仏軍は西部戦線に9万6000人の中国人労働者を使っていたという史実が発見されたのです。

彼らは1917年にカナダ経由でヨーロッパに送り込まれました。つまりこの労働者の中にすでにスペイン風邪に感染していた者がいて、彼らが現地の兵士へと感染させてしまった、というものです。さらにアメリカへ帰還した兵士たちからアメリカ国内にも広まっていったのです。当時、中国人労働者の動員は秘密とされており、感染者が体調不良を訴えても「怠け病」といわれ、まともな治療も隔離も行われませんでした。戦時中という特殊な状況が判断を誤らせ、結果的に大流行を招いてしまったことは間違いないでしょう。

アメリカ軍の臨時病棟の様子

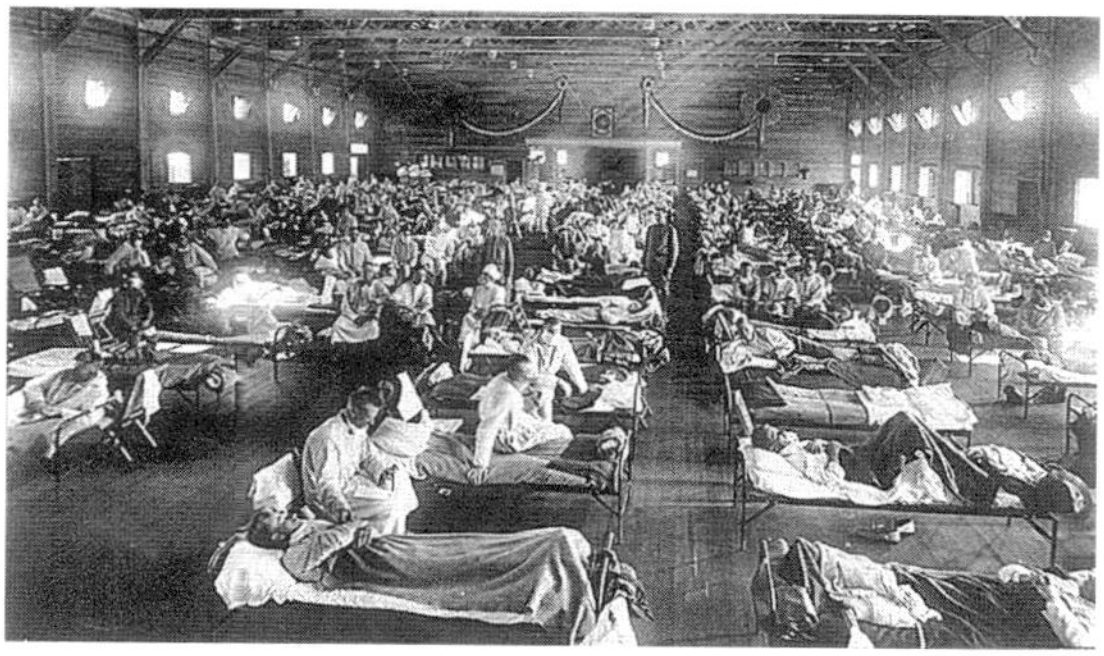

第一次世界大戦中、1918年アメリカで撮影されたもの。大勢の患者を隔離するため、倉庫を病床として使用していることがわかります。

スペイン風邪予防でマスクをする看護師たち

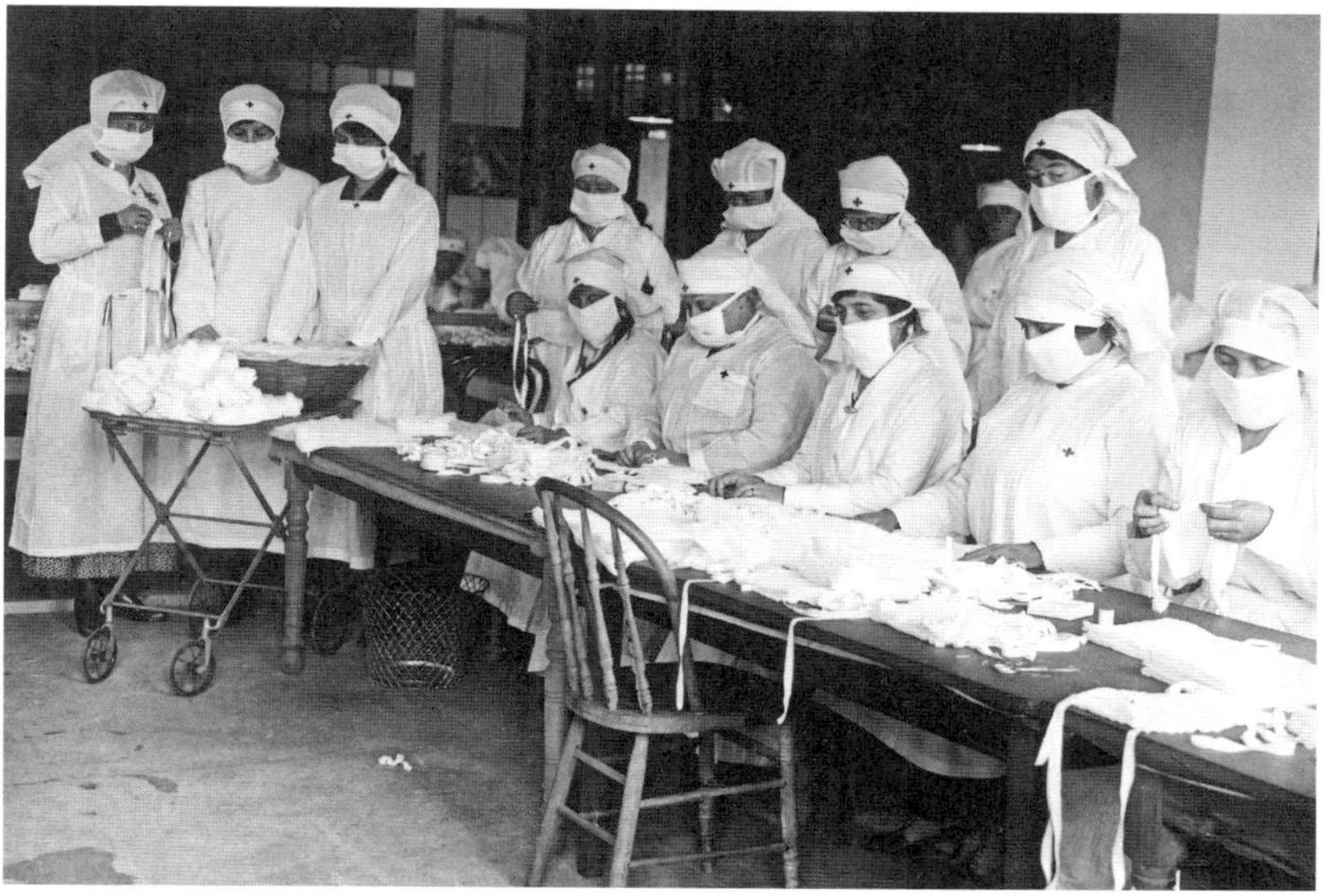

1918年頃、アメリカ・マサチューセッツ州の軍基地でマスクを集める赤十字のボランティア。公共の場でのマスク着用が義務付けられ、赤十字も「マスクを着けて命を守ろう！」といったキャンペーンを行っていました。

1918年

Present Day

世界中に広まったスペイン風邪は終息までに2年以上かかった

Infectious Diseases

戦場の拡大とともに西アフリカに広まる

1918年3月4日にアメリカ・ファンストン基地でスペイン風邪らしき症状に苦しむ兵士が確認されてから1週間後、ニューヨークでも同様の患者が現れ、さらに同年8月までに、ヴァージニア州の各基地でも患者が確認され始めます。

次いでマサチューセッツ州では各基地に加え、自動車工場や学校などを中心に流行が始まりました。アメリカからヨーロッパへと送り込まれる兵士の中にも感染者は潜んでおり、5月から6月にかけてヨーロッパ全域へと広まっていきます。

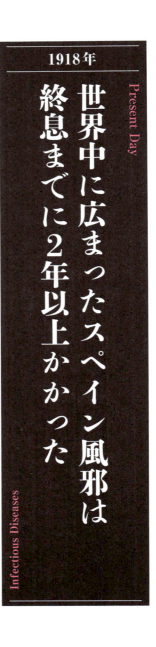

一時期は収まりかけたように思えたスペイン風邪でしたが、ここで流行の第二波が発生します。フランスのブレスト、アメリカのボストン、そして西アフリカ・シエラレオネの首都フリータウンの3カ所の港で同時に感染爆発が起きたのです。フリータウンは石炭の補給基地として重要な場所

でした。１９１８年８月、約２００人の患者を乗せた軍艦がフリータウンに寄港します。ここで石炭の積み込みを行った数百人の現地労働者たちがスペイン風邪に感染し、次々と発症しました。推測に過ぎませんが、おそらくその環境は衛生的とはいえないものだったのでしょう。

この時の感染で、シエラレオネの人口約５％が亡くなったといわれています。そして港から港へ、さらに鉄道や河川に沿ってアフリカ大陸全域へとスペイン風邪は広まっていきました。第一次世界大戦の戦場がヨーロッパから植民地であった西アフリカへと拡大したことで、スペイン風邪もそれに伴って広まりました。戦争がスペイン風邪の流行を助けてしまったという見方ができるでしょう。

日本人の半数、約２３００万人が感染者に

アメリカで流行が始まった１９１８年の４月頃、台湾巡業中だった力士３人がインフルエンザにかかり亡くなります。その後、インフルエンザは力士を中心に広まり、休場する力士が続出。５月８日付の朝日新聞には「流行する相撲風邪――力士枕を並べて倒れる」という見出しで報じられています。相撲風邪という俗称は力士の間ではやったことで名づけられたものでしょう。日本でインフルエンザと思しき病気が流行した記述は平安時代からありました。江戸時代にはインフルエンザで死亡した大横綱の名前から「谷風」、当時の人気芝居の登場人物の名前から「お駒風」、恋愛の果てに放火事件を起こした女性の名前から「お七風」と、当時の世相を反映した呼び名が流行したインフルエンザに付けられています。

力士たちが倒れてから半年ほどたった１９１８年10月頃には、ついに毒性の高まったスペイン風

邪が日本に上陸します。軍隊や学校を中心に大流行し、翌年2月の新聞には「入院皆お断り。医者も看護婦も総倒れ」という見出しが掲載されました。わずか数カ月で医療崩壊や、それに近い事態が起こっていたことが読み取れます。流行は長く続き、翌年の9月頃にようやく終息の兆しが見えたかと思うと、10月下旬には2度目の流行が始まってしまいました。市電や電話局に勤める人たちの欠勤が多くなり、通信や交通網に大きなダメージが与えられます。政府の公式記録によると、国内の感染者は約2300万人、死者は約38万人にも及びました。当時の日本の人口は約5666万人、つまり日本の半分の人が感染したのです。1921年になるとようやくスペイン風邪の脅威は去りましたが、事態が落ち着くのに2年以上もかかったことになります。

感染症の脅威は人の心も変えてしまう

スペイン風邪は世の中の光景も一変させました。学校や公的機関が閉鎖となり、外出する人は常にマスクを着けるようになりました。

サンフランシスコではマスクをしていない人を警察が逮捕する、といったこともあったようです。自警団が街の入り口を見張り知らない人間を追い返し、咳（せき）やくしゃみをすれば劇場への入場は禁止されました。脅威的な感染症は世の中の環境だけでなく、人の心さえも変えてしまったのです。

ニューヨーク、ベルリン、パリ、ロンドンの死亡者のグラフ

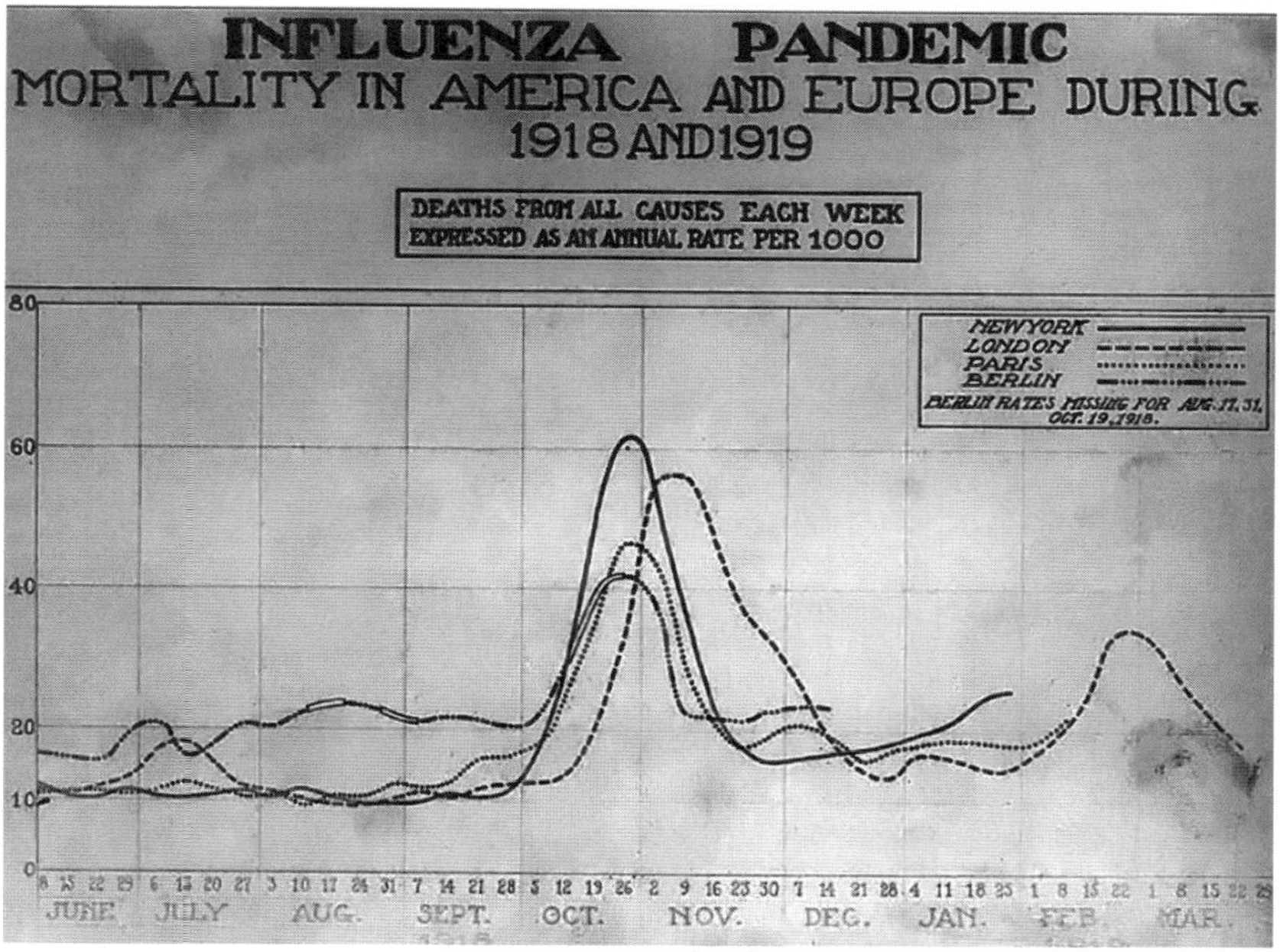

1918年の10月から11月にかけて全世界的なパンデミックがあったことがわかります。

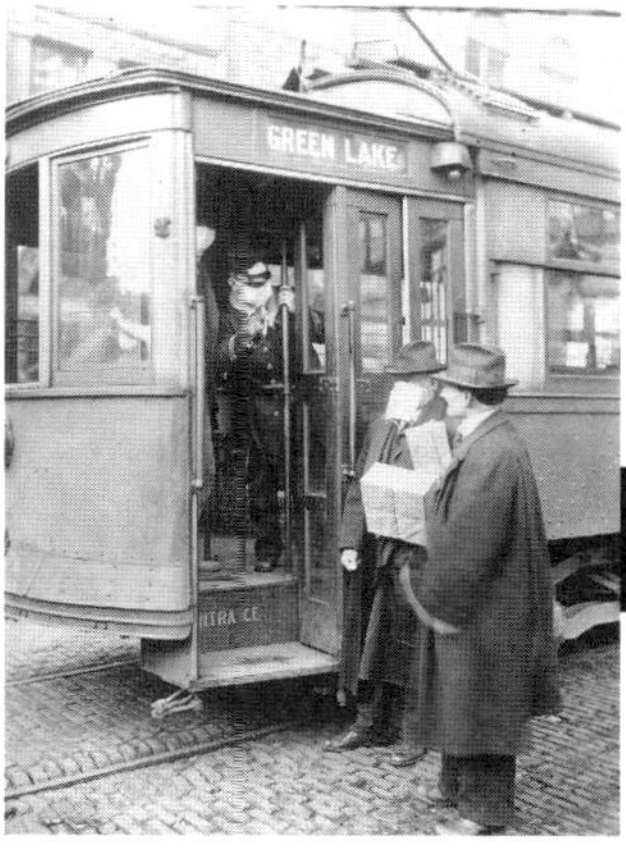

マスクをしていない人の乗車を拒否する路面電車

アメリカのシアトルで撮影された写真。路面電車の運転手がマスクをしていない人の乗車を拒否しています。

1940年前後

Present Day

戦時中の死因トップ国を亡ぼすといわれた結核

Infectious Diseases

骨に刻まれた痕からわかる、紀元前からある病

結核とは、結核菌という細菌によって引き起こされる病気のことです。よく知られるものは肺に結核菌が感染する肺結核ですが、臓器を含めた人体の様々な箇所に感染する恐ろしい病気です。そのうちの1つに脊椎カリエスと呼ばれるものがあります。背骨が結核菌に冒された結果、骨が変形してしまうというものです。

変形した骨跡が残ることで、結核がいつから存在したのかが判明しています。最も古いものはイスラエルの海底遺跡から発見された、およそ9000年前の母子のものです（19ページ参照）。日本には、弥生時代後期（約5900～5200年前）の人骨にその痕跡が見られます。

産業革命によってもたらされた光と闇

18世紀中頃から19世紀初頭のロンドンで起こった結核の大流行の背景には、産業革命がありました。この頃ヨーロッパでは都市への人口の流入が盛んでした。地方から都市へ、多くの人が労働者としてやってきたのです。

機械が導入され始めた労働環境で、人々はそれに合わせるように長時間働かざるをえませんでした。低賃金で働かせやすい女性や子どものほか、工場や鉱山などの劣悪な環境で働く人が多数存在しました。労働者たちの生活の場はとても衛生的とはいえず、結核菌にとって絶好の繁殖の場となったのです。

日本にも同様の流れが存在しました。１９２５年に刊行された細井和喜蔵のルポルタージュ『女工哀史』は、１８７２年に国策として始まった紡績工場の実態について書かれています。紡績工場のおもな働き手は若い女性で、農村から集められていました。昼夜二交代制の連続操業や過密な寮生活で、その大半が2年以内に結核に冒されていたのです。

医学者・石原修が１９１３年に講演した記録をまとめた『女工と結核』によると、私立工場の労働者約80万人のうち、50万人が女性でした。結核に感染すると解雇され、郷里へと帰されてしまいます。そして帰郷した先で結核を広めることになったのです。帰郷させられた女性の死因の7割強は結核だったといわれています。

また、同時期に軍に徴用された男性の間でも結核ははやっていました。結核に感染すると役立たずとされて、紡績工場の女性と同様に帰郷した先で結核流行の原因となってしまいました。

第二次世界大戦中における死亡原因の14％

日本では長らく結核が猛威を振るいました。1933年には、15～34歳の若者に限ってさえ年に8万人以上が結核で亡くなっています。1899年から1913年の間では死因の第2位、1914年から1934年の間では第3位とやや落ち込みますが、1935年から1943年の間は1939年を除いて、死因の1位となっています。

この頃には結核はすでに国民病となり「亡国病」などと呼ばれて非常に恐れられていました。厚生労働省の人口動態統計によると、第二次世界大戦中には死亡原因の14％が結核によるものだったのです。ところが終戦後になると、この状況が改善され始めます。栄養状態の改善や労働環境の見直し、進駐軍による結核対策など様々な要因によるものですが、とくに1944年にアメリカで発見された抗生物質「ストレプトマイシン」が大きく寄与しました。

しかし当時、輸入されたストレプトマイシンの数は少なく、200万人を超える日本の結核患者全員に行き渡ることはありませんでした。教師の月給が300円の時代、5000円という値段でヤミ市へと流れたストレプトマイシンを買い求める人もいたようです。

1949年になるとストレプトマイシンの国内生産が決定し、健康保険も適用されるようになります。こうして結核患者は急激にその数を減らすことになりました。

しかし現在でも結核は根絶されているわけではありません。治療薬に耐性をもつ「多剤耐性結核菌」が出現し、今なお油断のできない病気として存在し続けているのです。

フランスの弾薬工場で働く女性（1914年）

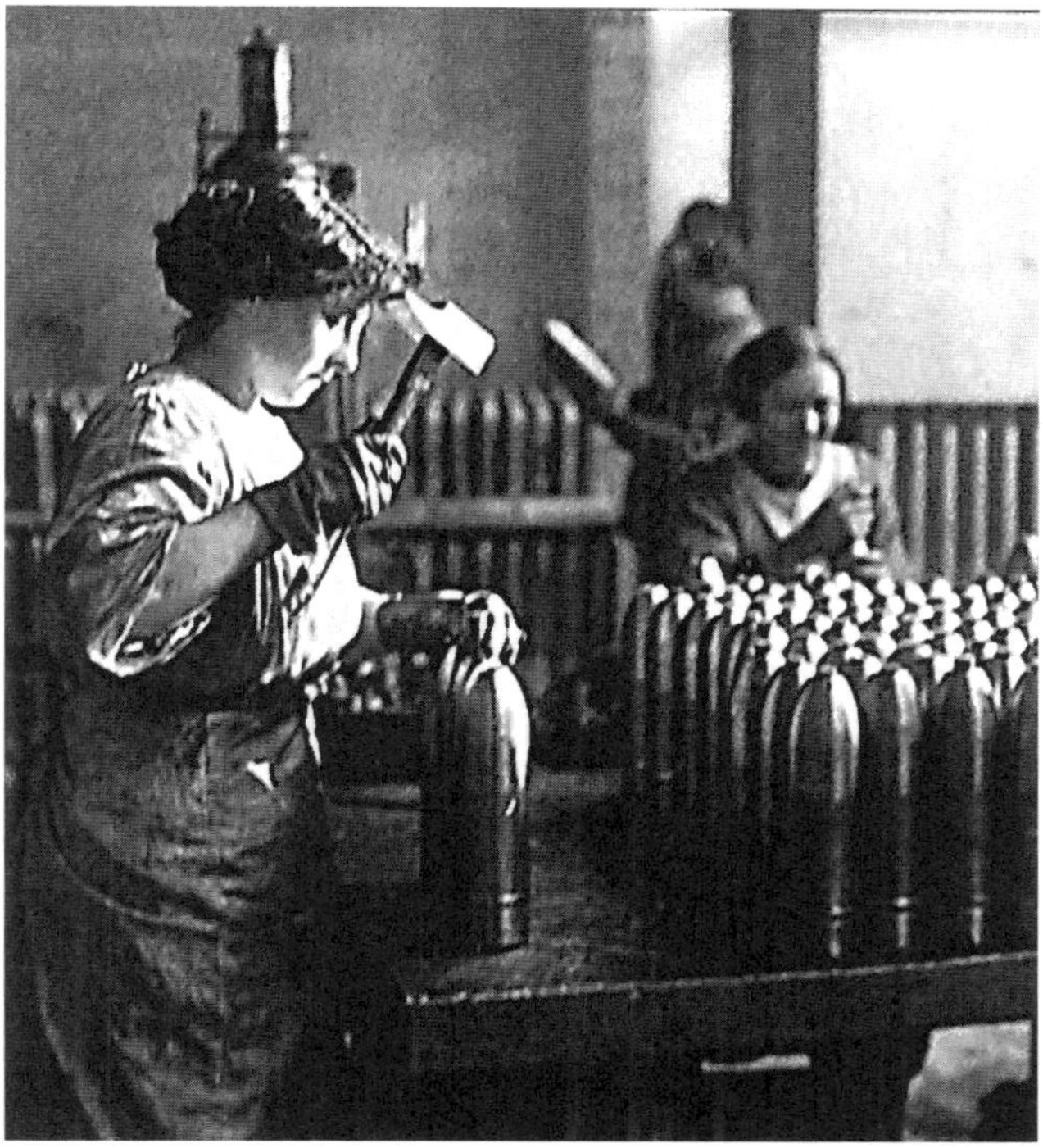

結核の背景には、産業革命による社会の変革がありました。地方から都市へ、都市から地方へ、人々は盛んに移動するようになりました。そして劣悪な労働環境も結核が蔓延する原因となりました。

外気に当たる女性患者

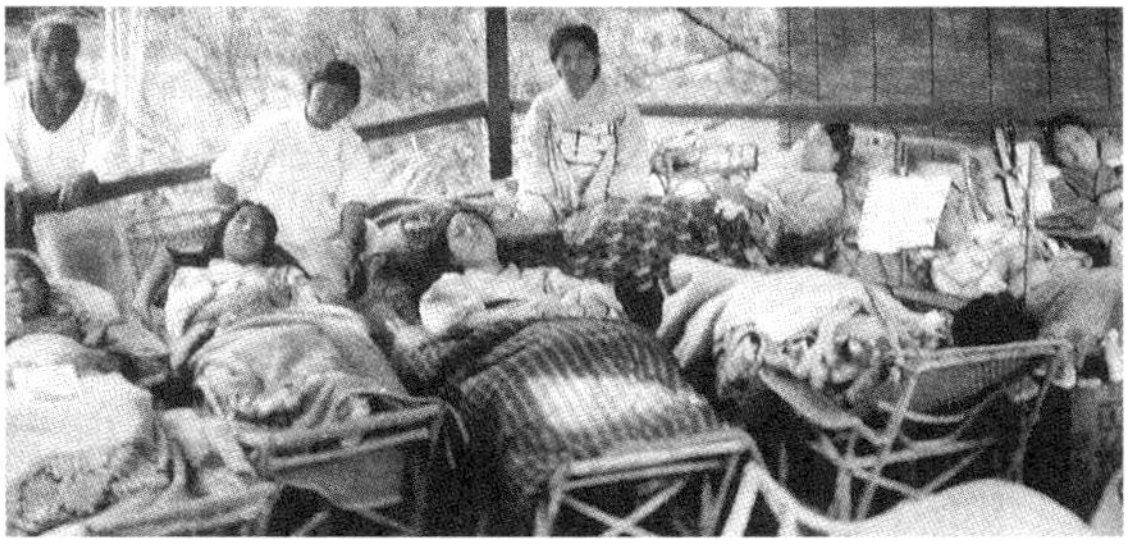

結核を患った患者はサナトリウムに隔離されました。

1958年

Present Day

世界一丸となった予防接種で天然痘根絶に成功！

Infectious Diseases

人類と一緒に歩んできた凶悪ウイルス

天然痘ウイルスを原因とする感染症で疱瘡、痘瘡とも呼ばれる天然痘は、人類の歴史にずっとついて回ってきました。人から人へ感染する以外にはウイルスが維持されないため、病気として定着したのは農耕によって定住生活が始まった頃、およそ1万年前頃ではないかといわれています。

非常に凶悪な病で、致死率は最高で約50％にもなります。1663年のアメリカでは4万人ほどのインディアンの集落で天然痘の流行があり、たった数百人の生存者しか残りませんでした。1770年のインドでは300万人が死亡、日本でも明治年間（1868～1912年）に5000人から2万人ほどの死亡者数を出した流行が6度も発生しています。

症状としては急な発熱を伴い、全身に膿疱ができ、完治した後も膿疱の痕が残ります。紀元前1157年に亡くなったエジプトのラムセス5世のミイラに天然痘の痕と見られるものがあり（27ページ参照）、人類が紀元前から天然痘に悩まされていたことがわかります。

イギリスの小さな村で生まれたワクチン

18世紀のイギリスの開業医エドワード＝ジェンナーは、医学の勉強をしている頃に、農村の女性から「わたしは牛痘にかかったから、天然痘にはかかりません」というような話を聞きました。イギリスの農村地帯では、古くから牛の皮膚に痘疱のできる病気がはやっていました。

この牛痘は人間にも感染しますが、2〜3週間で完治します。ジェンナーはこれに注目しました。使用人の息子であるジェームス＝フィリップスという男の子を対象に実験を始めます。牛痘にかかった乳搾りの女性の手にできた水疱から液体を取り出し、その一部を少年に接種します。徐々にその量を増やしていき、ついには細心の注意を払って天然痘を接種させました。実験は成功し、少年は天然痘から完治します。これが天然痘ワクチン開発の第一歩でした。

世界が一丸となり取り組んだ根絶計画

1958年、WHO総会で世界天然痘根絶計画が可決されました。当時、天然痘は30カ国以上で流行し、毎年2000万人が感染、およそ400万人が死亡する最大規模の感染症でした。

計画を提案したのはソ連です。各国はその趣旨に理解を示したものの実現には懐疑的で、実際に計画は遅々として進みませんでした。ところがこの計画に転機が訪れます。計画の始動から7年後の1965年、当時のアメリカ大統領リンドン＝ジョンソンが計画を強く支持する声明を出したのです。これにより計画の強化が図られます。

1962年にはキューバ危機などがあったように、この頃、東西は冷戦の真っただ中でした。天然痘という人類共通の脅威の前に一丸となって協力する、と言葉にすると簡単ですが、当時の政治的な状況を考えると非常に画期的な出来事だったと思われます。

計画では当初、すべての人々に予防接種を行う「皆種痘」の形が取られていました。しかし流行は止められませんでした。そこでWHOは作戦を「天然痘患者を早期発見し、その周辺人物を隔離し、その人たちに集中的に種痘を行う」サーベイランスと封じ込めに切り替えたのです。その方法の1つとして、天然痘患者を発見した者に賞金も出しました。また、凍結乾燥ワクチンの開発も進み、常温での保存と輸送が可能となったことで冷蔵の必要がなくなり、電気のない場所でのワクチン接種のハードルが大幅に下がったのです。

1977年、ソマリア南部で発症した男性が、自然発症した最後の天然痘患者となりました。翌年の1978年にもイギリスで天然痘患者が現れましたが、こちらは実験室からもれたウイルスに感染したためで、死亡したのは1人だけでした。その後、天然痘ウイルスの管理は厳格に制限されることになり、現在はアメリカのジョージア州アトランタにある研究所と、ロシア連邦シベリアのコルツォヴォにある研究所に保管されています。WHOは1980年に地球上から天然痘が根絶されたことを宣言しました。人類は初めて感染症の根絶に成功したのです。しかしウイルス自体はまだ研究所に存在しています。生物兵器として使用される可能性もあり、保管中のウイルスを破棄するか保持するか、今でも議論に決着はついていません。

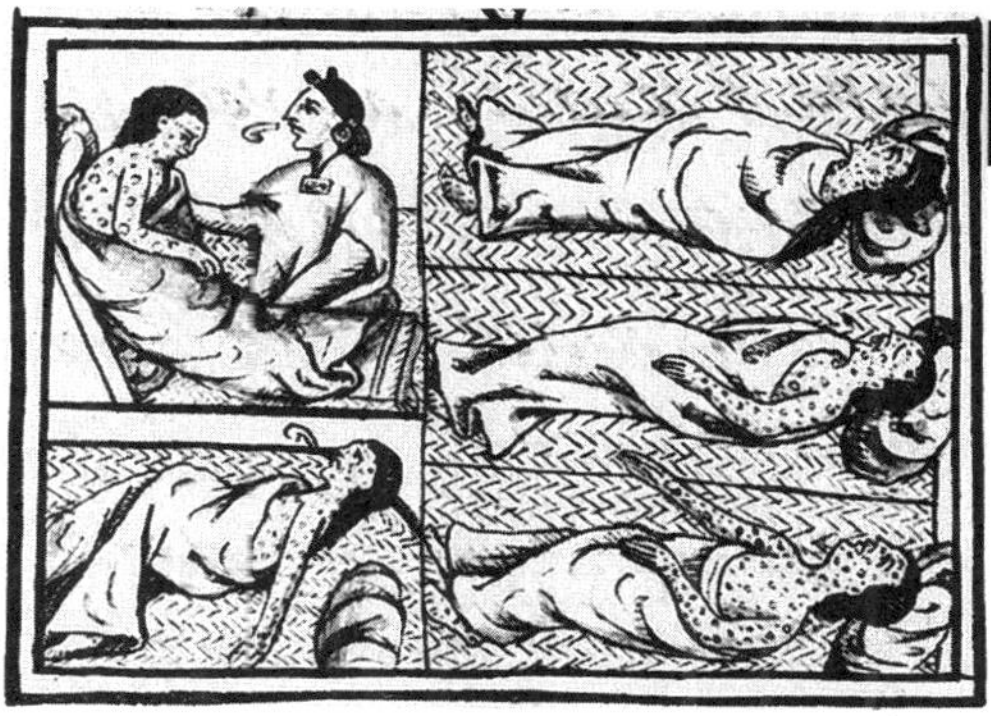

天然痘の症状を訴えるアステカの先住民

天然痘の症状を訴えるアステカの先住民に対し、医師はパイプによる治療を試みています。コロンブスの上陸以降、天然痘はアメリカ大陸の先住民に甚大な被害を及ぼしました。

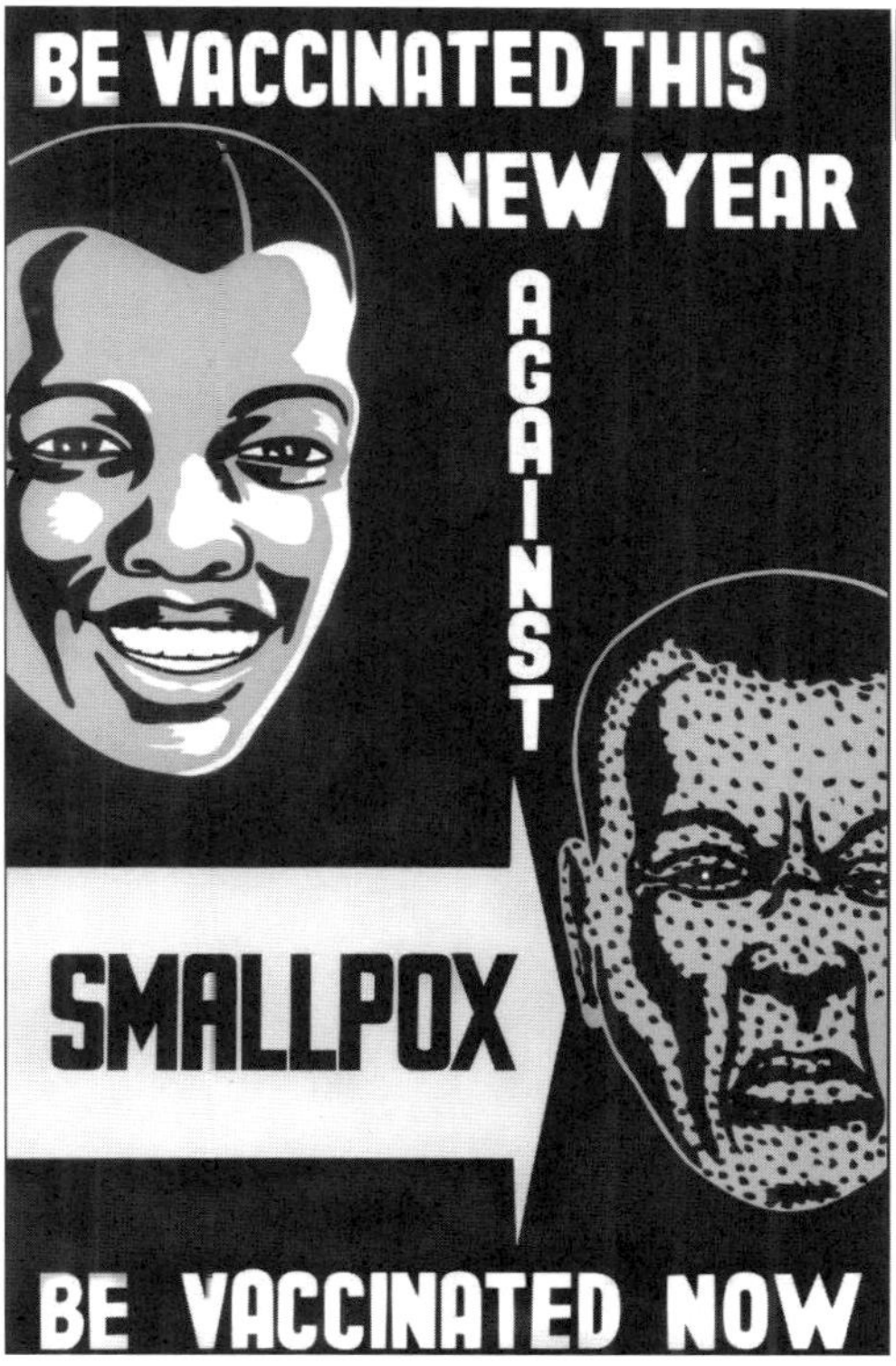
BE VACCINATED THIS
NEW YEAR
AGAINST
SMALLPOX
BE VACCINATED NOW

予防接種を呼びかけるポスター

種痘の実施は徐々に世界中へ広まっていき、20世紀中盤には先進国においては天然痘を根絶した地域が現れ始めました。日本においても1955年以降、天然痘患者は確認されていません。

2002年、2012年

Present Day

突如として人類に牙を剥いたSARSとMERS

Infectious Diseases

中国に現れた謎の肺炎

2002年、中国広東省（カントン）で農業従事者の若い男性が、肺炎に似た症状で仏山市第一人民病院に入院しました。これまでの肺炎とは異なる症状だったものの、男性は快復し退院します。しかしこの謎の肺炎にどこで感染したのかは不明なままでした。

それから数週間、最初の男性と同じ謎の肺炎で入院する患者が次々と現れました。最初の男性と同じく快復していく人がほとんどでしたが、中には死亡してしまう人もいました。さらに3カ月後、広東省でこの肺炎の治療にあたっていた医師の1人が結婚式のため香港へと出かけ、市内のホテルに宿泊していました。しかしこの医師はチェックイン直後から体調を崩し、病院へ搬送されますが数日後に亡くなってしまいます。

医師が滞在した時間は24時間に満たなかったものの、客室には医師の吐瀉物（としゃぶつ）や排泄物が散乱していました。そしてこの客室を清掃した器具でほかの部屋を掃除したことで、別の宿泊客にも感染が広がりました。同ホテルに宿泊していた78歳のカナダ人女性も感染し、2日後には自宅のあるカナダのトロントへと帰国しますが、そこで死亡します。ほかに宿泊していた中国系アメリカ人ビジネスマンも感染していました。彼はベトナムへ向かう飛行機の中で体調不良を訴え、ハノイの病院に運ばれます。残念ながら彼も亡くなっています。

そしてここから一気に感染が広まっていきました。医師が搬送された香港の病院や、ビジネスマンが運ばれたハノイの病院で治療にあたっていた医療関係者や患者の間で感染が広がり、病院の機能がマヒしてしまいます。

初期段階で新規患者を特定、隔離に成功

ハノイを拠点に活動していたWHO職員で感染症の専門家であるイタリア人医師、カルロ＝ウルバニの下へ要請が入りました。彼はこの謎の肺炎を「これまでにない未知の感染症だ」と結論付け、WHOに警戒態勢を敷くように警告しました。残念ながらウルバニ医師もこの病に倒れ亡くなってしまいます。しかし彼の行動によって流行の初期段階で新規患者の特定、隔離ができたため、感染拡大を防止できたとして評価されています。

この謎の肺炎はSARS（重症急性呼吸器症候群）と呼ばれることになりました。原因に新型のコロナウイルスです。コロナウイルス自体はありふれたもので、従来のものではこれほど重症化することはありませんでした。これまでとは違う、まったく新しいコロナウイルスが発見されたので

す。

2003年7月になると、SARSは急速に終息を迎えました。しかしSARSについてはいまだにわかっていないことが多いのです。感染の震源地と考えられる広東省では野生動物の肉を食べる習慣があり、ヘビやサル、イタチ、ネズミなどが市場に並びます。このうち、中国に生息するキクガシラコウモリが発生源ではないかと考えられています。

止まらないコロナウイルスの変異

2003年に終息して以来、SARSの新たな感染は報告されていません。しかし、いつまた流行するかわからないため、アメリカは2012年に今後も重大な脅威となる可能性があるとしてSARSウイルスを「特定病原体」に指定しました。

同年、恐れていたことが起こります。サウジアラビアで1人の男性が急性肺炎と臓器不全で亡くなりました。SARSに似た症状を引き起こしたこの感染症は、やはり新たなコロナウイルスによるもので、MERS（中東呼吸器症候群）と名づけられます。

2018年の時点でアメリカやイラン、フィリピン、ヨーロッパの数カ国を含む、合計27の国で感染が確認され、WHOはすべての国に対して、感染発生の有無にかかわらず警戒するよう呼びかけました。これまでの数百年間、コロナウイルスは風邪の原因とはなるものの、ここまで重い症状を引き起こすものではありませんでした。なぜこのようなことが起こっているのか、その原因はいまだ判明していません。

2002年から2003年にかけて、SARSが発生した地域

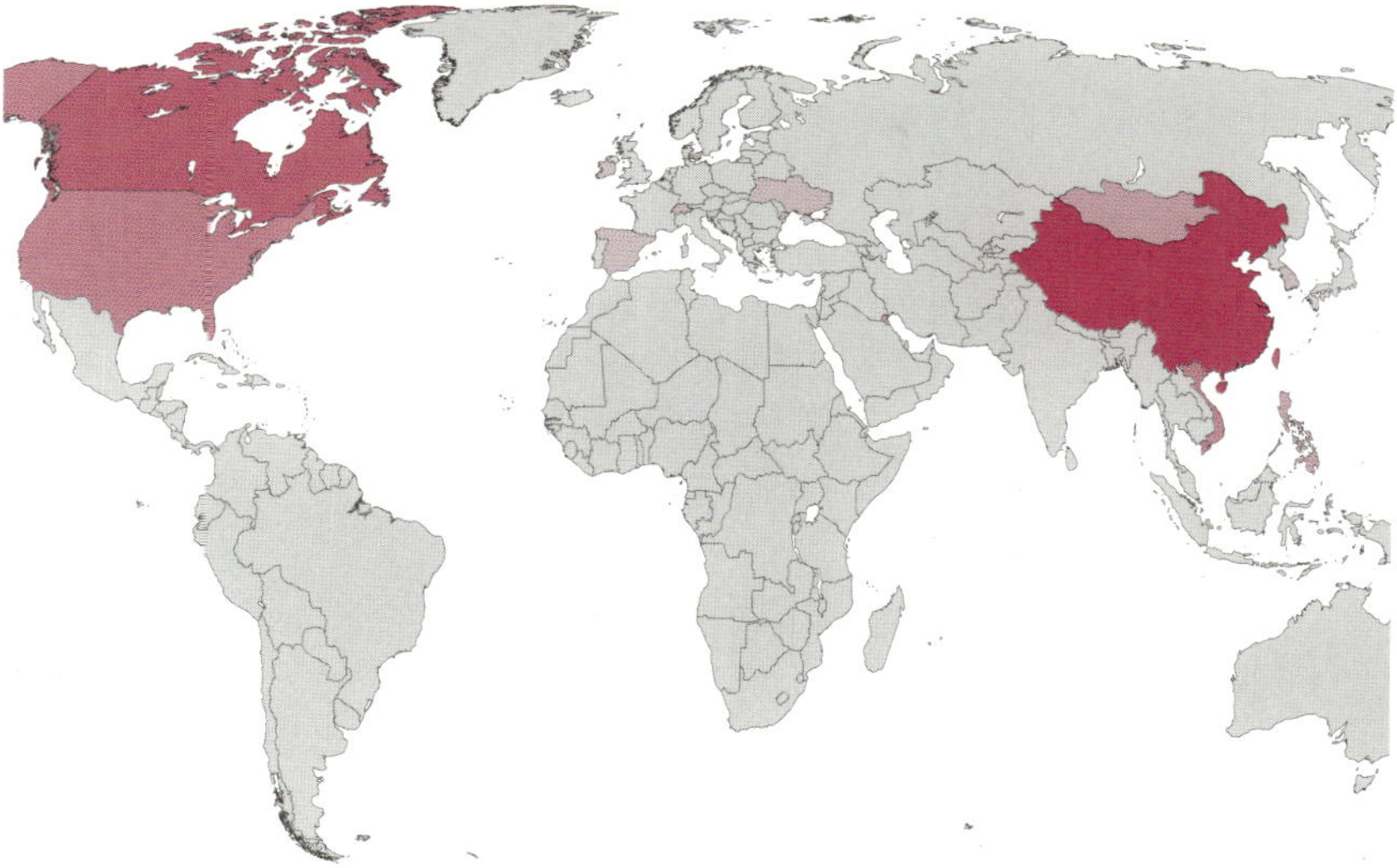

SARSによる死者数

- 1-9
- 10-16
- 17-71
- 72-346
- 347以上

中国	349
香港	299
カナダ	44
台湾	37
シンガポール	33
ベトナム	5
アメリカ	4
フィリピン	2

出典：WHO Pauline Strickland. April 3, 2012.
Robinson Projection

香港を中心に流行した後、中国本土・カナダ・台湾で感染拡大しました。WHOは、2003年7月5日にSARS封じ込め成功を発表しています。

後天性免疫不全症候群（エイズ）

Acquired immune deficiency syndrome, AIDS

病原体：ヒト免疫不全ウイルス（HIV）
感染経路：性交渉による粘膜感染、注射器の打ち回しによる血液感染、出産時の母子感染

症状：免疫細胞が働かなくなることでウイルスや細菌と共存できなくなり、様々な感染症を引き起こす

私たち人間は普段から、無数のウイルスや細菌に囲まれて生きています。それでも病気にならないのは、外部からきた異物や、それによって機能不全になってしまった細胞を取り除く「免疫細胞」があるからです。しかしエイズの病原体であるＨＩＶは、その免疫細胞の中に侵入してしまいます。こうなるとほかの免疫細胞は、ＨＩＶを見つけて排除することができません。

こっそり侵入に成功したＨＩＶは、侵入先の免疫細胞のＤＮＡを書き換えて、次々と仲間を増やしていきます。そして内側から破壊しては、次の免疫細胞に侵入していきます。これを繰り返すことで人間は免疫不全になり、健常者ならかからないような感染症にかかるようになってしまうのです。発症後は90％もの人が数年以内に死亡しています。性接触による感染を予防するため、コンドームの使用が推奨されています。

HIVへの罹患率の分布

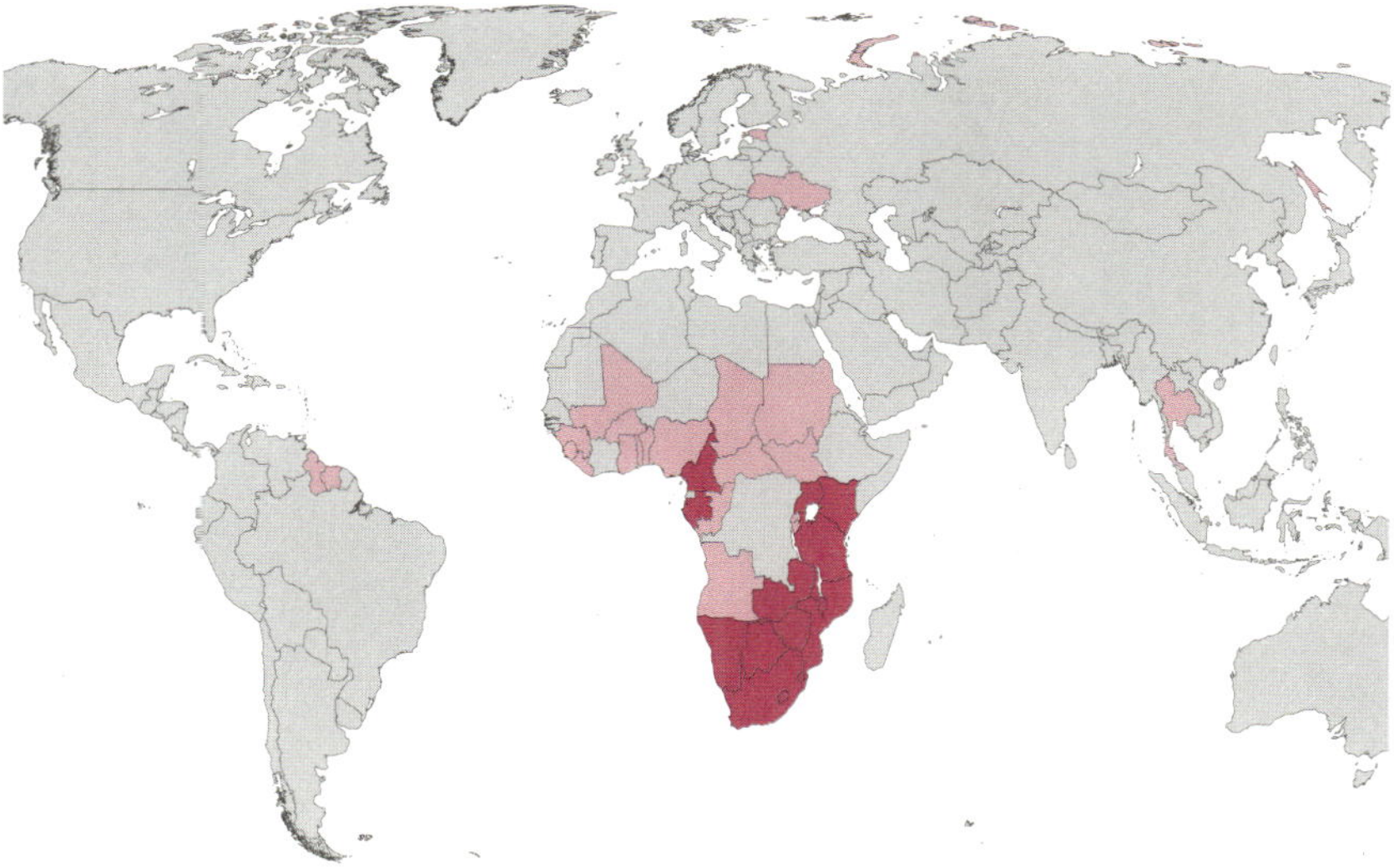

■ HIVへの罹患率の低い国および地域（推定罹患率1.0%以下）
■ HIVへの罹患率の中等度の国及び地域（推定罹患率1.0%を超え、5.0%以下）
■ HIVへの罹患率の高い国及び地域（推定罹患率5.0%を超える）

（注）推定罹患率の計算対象年齢は15～49歳、2009年のデータ

出典：厚生労働省検疫所HP

エイズが最も蔓延（まんえん）しているのはサハラ砂漠以南の南部アフリカの地域。全人口に対する感染率が最も高いのはボツワナで、2001年末において成人人口の約3分の1がHIVに感染している状況でした。この頃からアフリカ各国においてエイズ対策が本格化し始め、新規感染者は徐々に減少の方向に向かっています。しかし近年では、中国、インド、インドネシアにおいて急速に感染が拡大しています。

1981年〜現代

Present Day

差別問題と向き合うエボラ出血熱とエイズ

Infectious Diseases

最大90％にもなる致死率

2014年、世界に衝撃が走りました。西アフリカで、エボラ出血熱の大流行が確認されたのです。これまでにもアフリカ大陸ではエボラ出血熱の流行がありましたが、西アフリカでの感染は確認されていませんでした。

エボラ出血熱は発熱や激しい頭痛を伴い、下痢、嘔吐（おうと）、腹痛、出血（吐血・下血）など様々な症状を引き起こします。

致死率は20％から最大90％にもなる凶悪な感染症で、快復しても失明や失聴、脳障害などの後遺症が残ることもあります。決定的な治療法は存在せず、対症療法をしながら患者を隔離して、ひたすら流行が収まるのを待つしかありません。

エボラ出血熱のアフリカでの封鎖は失敗し、やがてイギリスやイタリア、アメリカへと拡大していきます。感染拡大を恐れる人たちの混乱もまた凄まじいものでした。アメリカでは感染を恐れてアフリカへの渡航を禁止するべきだという当時の野党共和党と、人や物資の流通を止めると経済や感染拡大のさらなる悪化を招くとするオバマ政権が激しく対立しました。

現地の状況はさらに酷く、医療スタッフへの不信感をあらわにしたリベリアの武装集団が隔離施設を襲撃し、感染者を解放します。ギニアでは市場に消毒剤をまいていた医療チームに対し、エボラウイルスをばらまいているといううわさが立ち、治安部隊と住民の間で衝突が起きました。2014年から始まった流行の最終的な死亡者は、約1万1300人に及びます。2016年にいったん終息を迎えるものの、2018年以降、コンゴ民主共和国で発症しています。

人の免疫機構を破壊する悪夢の壊し屋

1981年、米国疾病管理予防センター（CDC）はニューモシスチス肺炎という珍しい感染症にかかっている同性愛者の男性5人の症例を報告しました。さらに、彼らはほかにも珍しい感染症を併発していることがわかりました。

それからすぐに、今度はニューヨークとカリフォルニア州でカポジ肉腫という珍しい悪性腫瘍を発症した患者の情報が報告されます。またしても患者は同性愛者でした。

患者の免疫系になんらかの問題が起こっていることは明らかでしたが、当初これらの症例に明確な関連性は見出されませんでした。CDCは翌年、後天性免疫不全症候群（エイズ）という用語をつくり、新たな疾患として定義したのです。

やがて、輸血を受けた乳幼児や、女性の発症者も現れ始めます。しかし依然として患者の大多数を占めるのは同性愛者でした。このことから、エイズは「ゲイの病気」だという差別的な見方が蔓延してしまいます。

1983年になると、エイズの感染経路がおぼろげに見えてきました。性行為のほか、血液や血液製剤を通し感染している可能性が高いとされたのです。同年、フランスのウイルス学者リュック＝モンタニエが病原体の分離に成功し、のちにヒト免疫不全ウイルス（HIV）と名づけられることになります。

差別、伝統、感染症とのもう1つの戦い

エボラ出血熱が流行した原因の1つとして、死者を素手で清める現地の埋葬の習慣があるといわれています。エボラで亡くなった人に直接触れることで感染が広まったのです。医療者は予防のためこの習慣を控えるよう警告しましたが、現地の人間は当然、猛反発しました。

一方、エイズはゲイの病気だとされ、同性愛者を受け入れられない一部の人たちからは神の罰だとまでいわれました。その偏見は凄まじく、エイズ患者の中には職を失う者もいました。そうした偏見が検査を受けることをためらわせ、感染拡大を招くのだとして医師は警告していました。

このように、感染症の撲滅を阻む壁は医学的な問題だけではありません。連綿と受け継がれてきた地域の伝統や習慣、無知からくる無理解や差別など、人の心にも気を配る必要があるのです。

エボラウイルスのライフサイクル

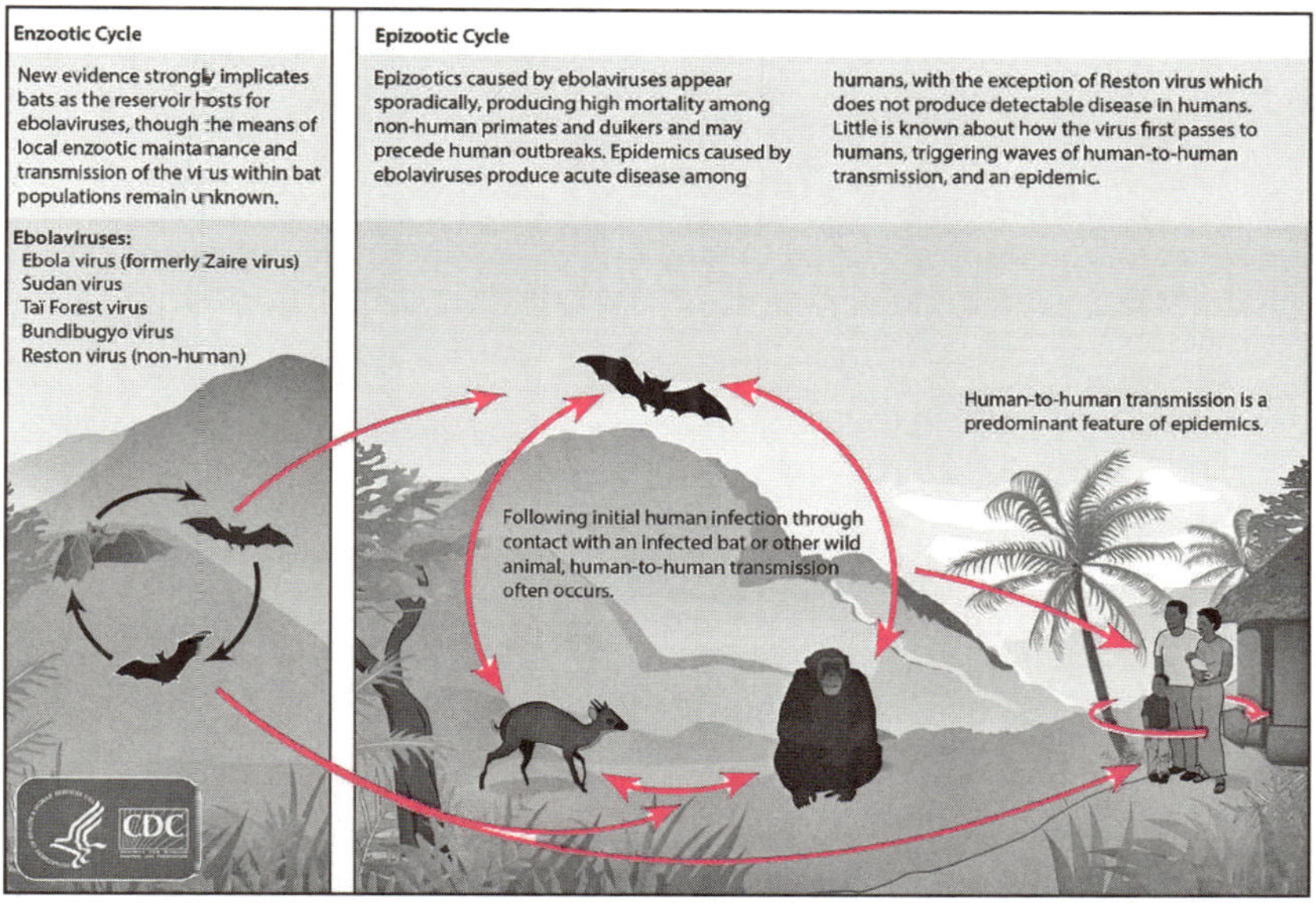

いまだ、エボラウイルスの自然宿主（しゅくしゅ）の特定には至っていないが、複数種のオオコウモリが有力とされています。また、アフリカ中央部ではサルを燻製にして食べる習慣があるため、サルが原因とする説もあります。

ホワイトハウスに掲げられたレッドリボン

毎年12月1日は「世界エイズデー」。世界規模で、エイズ蔓延の防止、エイズ患者やHIV感染者に対する差別・偏見の解消を目的とした運動が行われています。シンボルマークは感染者・患者への連帯を表すレッドリボンです。

2010年

Present Day

あなたが原因になるかもしれないハイチのコレラ流行から学ぶこと

Infectious Diseases

感染は汚染された水によって拡大する

激しい下痢や嘔吐(おうと)、腹部の痙攣(けいれん)などを引き起こす感染症、それがコレラです。原因はおもにコレラ菌に汚染された水からの感染です。もともとはインド、ベンガル地方の風土病だったといわれています。世界的に流行することになりましたが、3章でも触れたように、とくに産業革命期のイギリスにおいて猛威を振るいました。当時は感染者の半数が亡くなるという恐ろしい病気で、イギリスで14万人もの死者を出しています。

ジョン＝スノウという1人の医師の地道な調査によって、コレラの感染経路が特定されました。この調査がのちの疫学の始まりとされています。人類が定住生活を始めてから悩まされることの多い感染症は、おもに排泄物から伝染するものでした。これは飲み水と排水がきっちりと区別されていなかったことが大きな原因です。

当時のロンドンの下水もそのままテムズ川に流され、消毒もろ過もされないまま人々の飲料水となっていたのです。やがて上下水道が整備されるようになると、コレラの流行はだんだんと減っていきました。

ペリー来航で感染が拡大。攘夷思想につながる

コレラの流行は日本でも起きています。江戸時代の日本では、都市部で出る屎尿（しにょう）は有料で農家が買い取り、肥料として使われていました。完全な循環型社会であった江戸の上下水道は、極めて衛生的だったのです。

しかし1822年の世界的大流行の際に、日本にもコレラが上陸しました。九州から流行が始まり東海道を東上しましたが、江戸にまで到達することはありませんでした。

オランダからやってきた商人から感染が広がったようです。コレラを音訳して「酷烈辣（これら）」「狐狼狸（ころり）」などと呼ばれ恐れられました。

1858年にはペリー率いる艦隊の1隻にコレラに感染した船員がいたことから、長崎に寄港した際に感染が拡大します。感染は江戸にまで飛び火して3万人とも26万人ともいわれる死者を出しました。その後3年に渡り流行したコレラに対する人々の怒りは、黒船や外国人へと向けられました。開国が感染症を招いたという考えが広まり、攘夷（じょうい）思想が高まるきっかけの1つになったといわれています。

災害救援に来たはずが、人災を引き起こす

根絶こそできないものの、上下水道の発達や経口ワクチンの開発によって、先進国ではもはやコレラはかつてほどの脅威ではありませんでした。そんな中、2010年1月12日に、カリブ海のハイチでマグニチュード7・1という大地震が発生します。

多数の家屋が倒壊し、首都の大統領府や財務省など政府機関の建物も壊滅状態でした。そのため行政機能が完全にマヒし、被災者の保護や救出が大幅に遅れて大勢の犠牲者を出してしまいます。最終的な死者は約22万人にもなりました。

地震から9カ月たった頃、ハイチでコレラが流行します。地震で多くの建物が倒壊したことで衛生状態が悪化したためと思われましたが、じつはハイチは150年の間、コレラは確認されていなかったのです。

そうなると、当然外部からもち込まれた可能性が考えられます。2016年になってようやく国連は、ネパールの国連平和維持活動（PKO）部隊が図らずもコレラをもち込んでしまったことを認め、謝罪しました。この時のコレラの感染者は70万人を超え、9000人以上が亡くなったといわれています。もちろん故意に広めたものではありませんが、人災といっていいものでした。

交通網が発達した現代において、感染症は世界中のあらゆる場所へ瞬時に飛び火する可能性があります。遠い異国の感染爆発も、決して他人事ではないのです。

コレラが蔓延したハイチのスラム街（2010年）

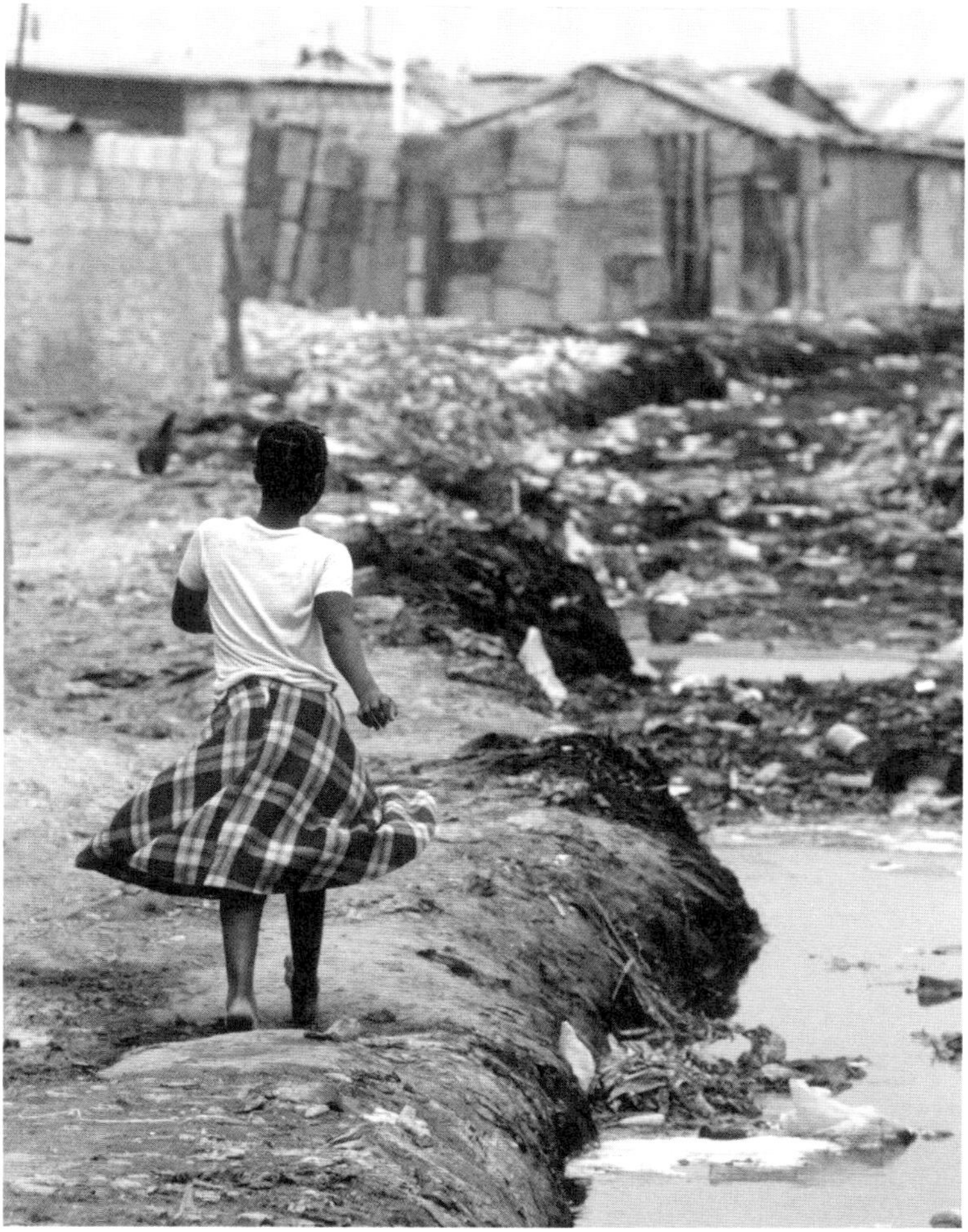

2010 年にハイチを襲った地震では、建築基準を満たさない耐震性の低い建物が崩れ、住環境が悪化しました。とくにスラム街では衛生状態が劣悪になり、そこに外部からコレラ菌がもち込まれ、猛威を振るったのです。

2020年

Present Day

世界の形を変えるかもしれない新型コロナウイルス

Infectious Diseases

新たに出現した7つ目の新型ウイルス

2020年2月、3711人の乗員乗客を乗せた客船ダイヤモンドプリンセス号で新型のコロナウイルス感染症が確認されました。検疫のために停泊している様子が連日報道されましたが、初期の時点では多くの人が「怖いけど自分とは関係ない」と感じていたのではないかと思います。

ところが感染症は一向に収まる気配がなく、世界中で感染を拡大させていきました。2月11日、WHOは新型コロナウイルスによる感染症をCOVID-19（コビッド）と名づけます。ウイルスは、国際ウイルス分類委員会（ICTV）によって「SARS-CoV-2」と名づけられました。

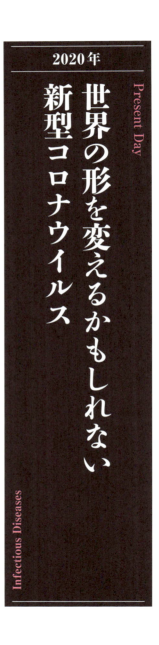

コロナウイルスとは風邪の原因の15％ほどを占めるウイルスで、これまで6種類発見されていました。そのうち4種類は重症化することのないものでしたが、2002年、中国で重症化を引き起こすSARSウイルスが発見されます。さらに2012年にはサウジアラビアでMERSウイル

スが発見され、2種類のコロナウイルスが人類の脅威となっていました。

そして2020年、ここに7つ目の新型コロナウイルスが加わることになります。中国の武漢市で最初に確認されたこのウイルスも、残念なことに人に対して猛威を振るう凶悪なものでした。

初期段階の封じ込めに失敗していた

SARS−CoV−2の発生自体は2019年12月に中国の湖北省武漢市で確認されていました。このウイルスの危険性にいち早く気付いた李文亮（りぶんりょう）医師は、同僚の医師に警告を発します。しかし中国当局に「虚偽の発言をやめる」よう強制され、最終的にはCOVID−19で亡くなってしまいます。この時の対応の責任を追及されたのか、湖北省と武漢市の党委書記が更迭されています。

SARS−CoV−2は発生のタイミングも最悪でした。1月の終わり頃は中国では春節を迎えます。旧正月を祝うため、多くの中国人が国内外へと大移動を行うタイミングでした。未知のウイルスに感染しているかもしれない人たちが、世界中にウイルスをばらまくことになったのです。2002年のSARSの感染拡大が思い起こされる状況でした。各国で感染が広まり入国制限が始まるなど、2014年のエボラ出血熱流行時のアメリカの議論を思い出す事態になります。

さらに状況は悪化します。ヨーロッパでは早々に医療崩壊が起き、致死率が10％を超えました。またアジア人が差別的な言葉を投げかけられるといったヒステリックな反応も起きています。こうして世界は未知なる敵との戦いを前に、恐怖に染まってしまったのです。

感染症を乗り越え、新しい時代を切り開く

ＣＯＶＩＤ−19は確かに恐ろしい感染症です。ウイルスに関して判明している事実が少なく、重症化してしまえば命を落とす可能性もあります。我々が本当に恐れるべきことは、無知や無謀からくる行動なのかもしれません。人種差別、自分は大丈夫という根拠のない自信などは、今も感染を広げる一因となっています。

ＣＯＶＩＤ−19にかからないようにするには、徹底的な手洗いやうがいが効果的です。また人の密集している場所へは行かず、２メートル間隔で距離を取ることも有効とされています。これらは非常に地味で、本当に効果があるのか疑問視される方もいるでしょう。しかし確実に一定の効果を発揮し、感染拡大を抑える一助となっています。

私たちはこれまでも強大な敵に立ち向かってきました。黒死病といわれた中世のペストや唯一地球上から根絶に成功した天然痘、上下水道の整備やワクチンのおかげで致死率が下がったコレラ、ほかにも結核やエボラ出血熱など、多くの感染症と戦い、その脅威を生き延びてきました。世界が一丸となって対策を講じている今、この危機を乗り越えられないはずがありません。感染症は幾度も人類に襲いかかってきましたが、長い歴史から俯瞰（ふかん）すると、人類は感染症を乗り越えるたびに新しい時代を切り開いてきたのです。

ドライブスルー方式のPCR検査の様子

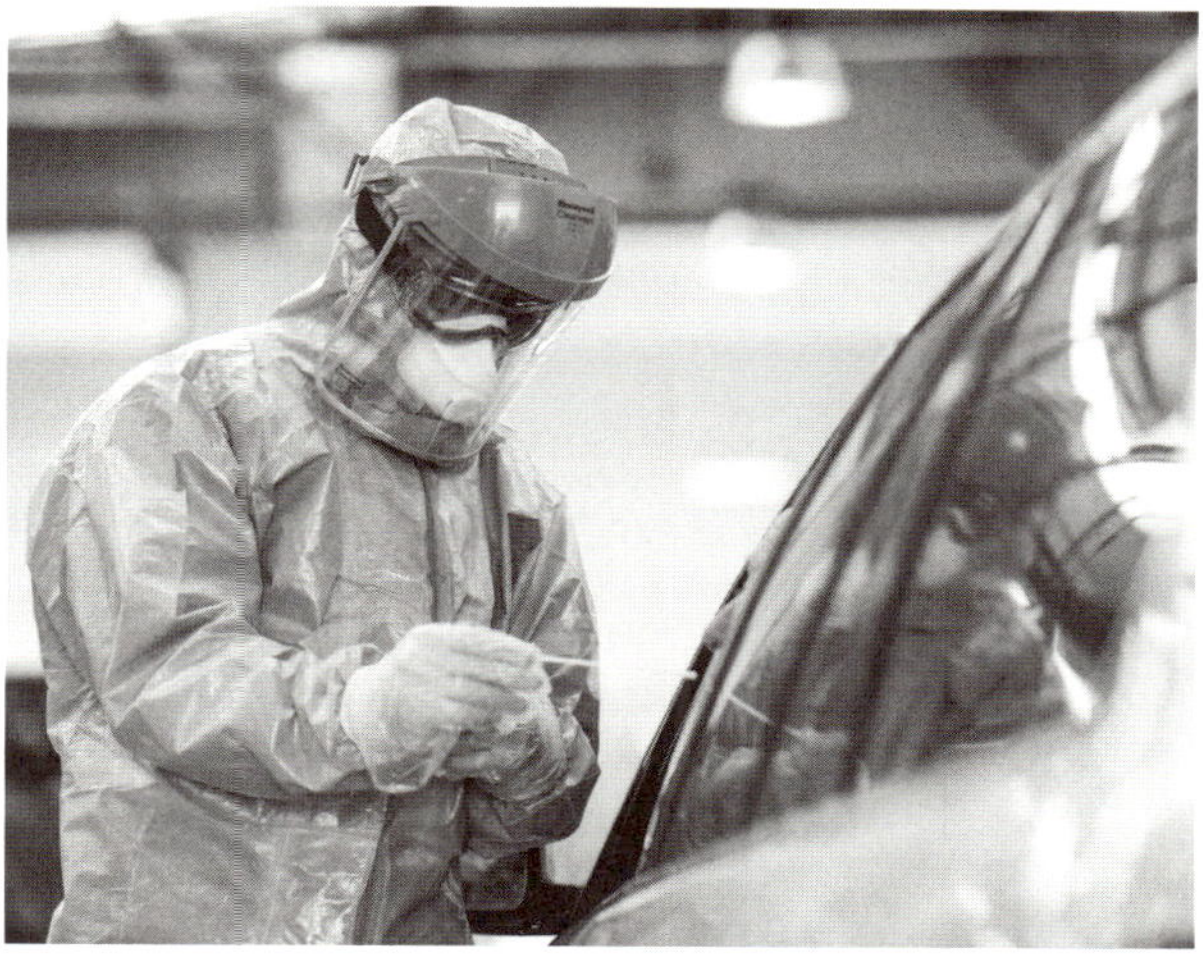

SARS-CoV-2を検出するPCR検査。しかし検査をすれば100％陰性・陽性が判明するというものではありません。

ソーシャルディスタンス

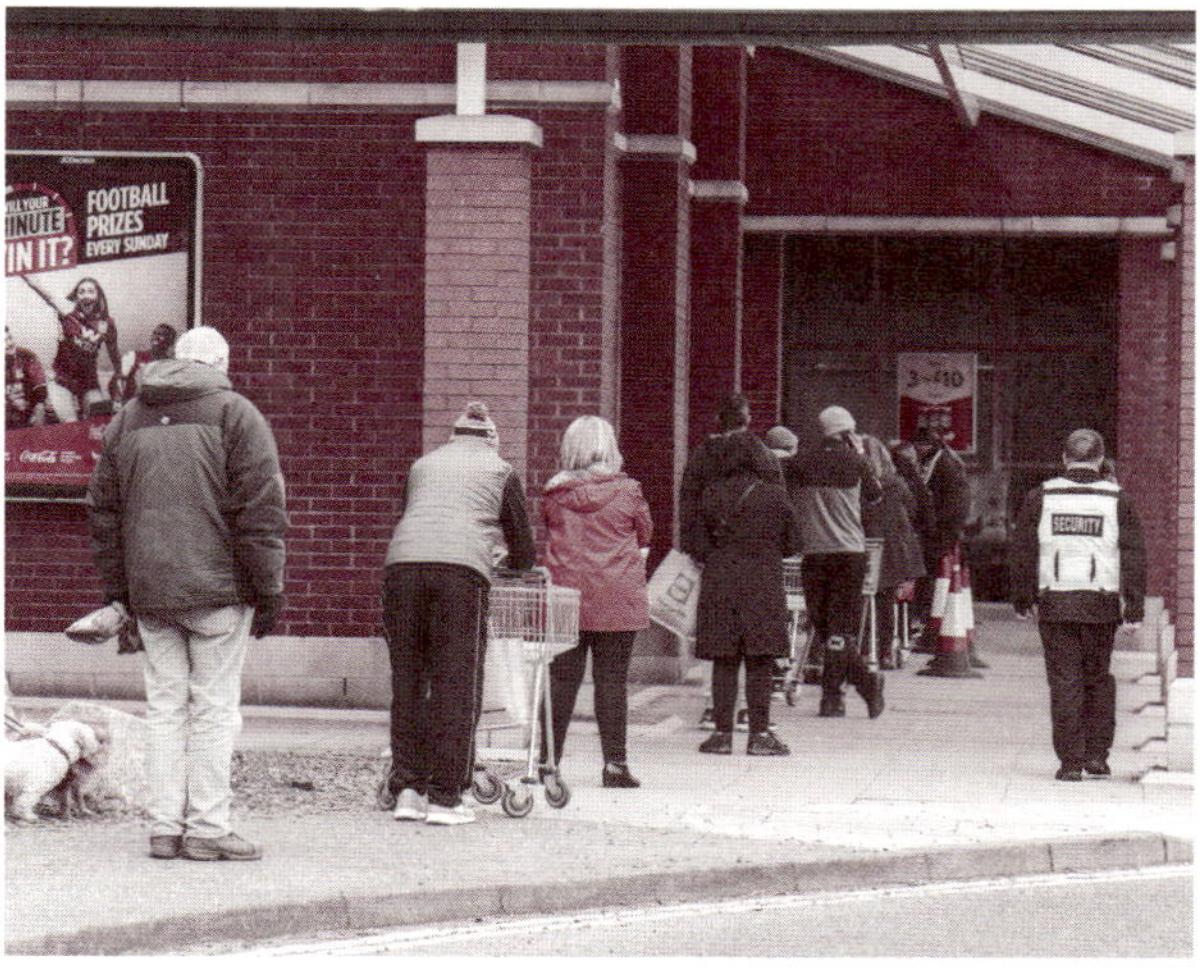

今後は人と人との距離を取る、遊びに行くなら屋内より屋外へ、会話をする際は真正面を避ける、など新しい生活様式が推奨されることになります。今は奇妙に思えるこの様式が、遠い未来は当たり前になっているかもしれません。

参考文献

飯島渉 著『感染症の中国史』（中央公論新社）
池上彰、増田ユリヤ 著『感染症対人類の世界史』（ポプラ社）
石弘之 著『感染症の世界史』（KADOKAWA）
大槻公一 監修、クリエイティブ・スイート 編著『ウイルスがサクッとわかる本』（廣済堂出版）
岡田晴恵 著『図解 知られざる世界の裏面史 歴史をつくった7大伝染病』（ＰＨＰ研究所）
木村靖二、岸本美緒、小松久男 編『詳説 世界史研究』（山川出版社）
倉本一宏 著『藤原氏――権力中枢の一族』（中央公論新社）
神野正史 著『「世界史」で読み解けば日本史がわかる』（祥伝社）
山本太郎 著『感染症と文明――共生への道』（岩波書店）
『感染症クライシス』（洋泉社）
ウィリアム・H・マクニール 著、佐々木昭夫 訳『疫病と世界史〈上〉〈下〉』（中央公論新社）
サンドラ・ヘンペル 著、竹田誠、竹田美文 日本語版監修、関谷冬華 訳『ビジュアル パンデミック・マップ　伝染病の起源・拡大・根絶の歴史』（日経ナショナル ジオグラフィック社）
ダニエル・デフォー 著、平井正穂 訳『ペスト』（中央公論新社）
ユヴァル・ノア・ハラリ 著、柴田裕之 訳『サピエンス全史〈上〉〈下〉』（河出書房新社）
加藤茂孝「「結核」――化石人骨から国民病、そして未だに」（『モダンメディア〈2009年55巻12号〉』）
牧純ほか「日本におけるマラリアの史的考究――特に11世紀の日本と現代におけるマラリア感染の対処法と治療薬――」（『松山大学論集〈2012年第23巻第6号〉』）
森修一「ハンセン病と医学――第1回、ヨーロッパへのハンセン病の伝搬――」（『日本ハンセン病学会雑誌〈2014年83巻1号〉』）
山田利明「中国史に見る人口激減現象について」（『「エコ・フィロソフィ」研究〈2018年12巻〉』）

ほか、新聞各社、研究機関のホームページなどを参照しています。

スタッフ

装丁／渡邊民人（TYPEFACE）
執筆／菊池昌彦、目片雅絵、今青ショーヘイ、原遙平、真代屋秀晃、石津智章
編集・DTP／株式会社クリエイティブ・スイート
デザイン・図版制作／小河原德（c-s）

図版クレジット

©Death and the miser. Oil painting by Frans II van Francken.【カバー、1ページ：絵画】／Wikimedia Commons, URL: https://commons.wikimedia.org/wiki/File:The_Triumph_of_Death_by_Pieter_Bruegel_the_Elder.jpg【2,3ページ：『死の勝利』】／©NIAID、©Ivan【4,5ページ：電子顕微鏡写真】／Wikimedia Commons, URL: https://commons.wikimedia.org/wiki/File:Maler_der_Grabkammer_des_Sennudem_001.jpg【19,20ページ：壁画】／©Miguel Hermoso Cuesta【23ページ：ウルクの大杯】／Wikimedia Commons, URL: https://commons.wikimedia.org/wiki/File:Polio_EM_PHIL_1875_lores.PNG【29ページ：ポリオウイルス】／Wikimedia Commons, URL: https://commons.wikimedia.org/wiki/File:Mummy_of_Tutankhamun.jpg【29ページ：ミイラ】／Wikimedia Commons, URL: https://commons.wikimedia.org/wiki/File:Life_Cycle_of_the_Malaria_Parasite.jpg【31ページ：マラリアのライフサイクル】／Wikimedia Commons, URL: https://commons.wikimedia.org/wiki/File:Mycobacterium_tuberculosis.jpg【35ページ：ヒト型結核菌】／Wikimedia Commons, URL: https://commons.wikimedia.org/wiki/File:HippocraticOath.jpg【39ページ：ヒポクラテス全集】／Wikimedia Commons, URL: https://commons.wikimedia.org/wiki/File:Josse_Lieferinxe_-_Saint_Sebastian_Interceding_for_the_Plague_Stricken_-_Walters_371995.jpg【49ページ：絵画】／Wikimedia Commons, URL: https://commons.wikimedia.org/wiki/File:Sui_Yangdi_Tang.jpg／フォトライブラリー【53ページ：京杭大運河】／Wikimedia Commons, URL: https://commons.wikimedia.org/wiki/File:Sui_Yangdi_Tang.jpg【53ページ：煬帝】／Wikimedia Commons, URL: https://commons.wikimedia.org/wiki/File:The_cow_pock.jpg【55ページ：牛痘接種の戯画】／Wikimedia Commons, URL: https://commons.wikimedia.org/wiki/File:Yoshitoshi_Driving_away_the_Demons.jpg【59ページ：浮世絵】／Wikimedia Commons, URL: https://commons.wikimedia.org/wiki/File:Christ_cleans_leper_man.jpg【63ページ：モザイク画】／Wikimedia Commons, URL: https://commons.wikimedia.org/wiki/File:Paul_F%C3%BCrst,_Der_Doctor_Schnabel_von_Rom_(Holl%C3%A4nder_version).png【65ページ：版画】／Wikimedia Commons, URL: https://commons.wikimedia.org/wiki/File:Danse_macabre_by_Michael_Wolgemut.png【69ページ：死の舞踏】／©Mattana【69ページ：下段のフレスコ画】／Wikimedia Commons, URL: https://commons.wikimedia.org/wiki/File:Battle_of_Pavia,_oil_on_panel.jpg【78,79ページ：パヴィアの戦い】／Wikimedia Commons, URL: https://commons.wikimedia.org/wiki/File:Great_plague_of_london-1665.jpg【83ページ：ペスト大流行を描いたイラスト】／Wikimedia Commons, URL: https://commons.wikimedia.org/wiki/File:Daniel_Defoe.jpg【83ページ：デフォー肖像画】／Wikimedia Commons, URL: https://commons.wikimedia.org/wiki/File:Robinson_Crusoe_1719_1st_edition.jpg【83ページ：『ロビンソン・クルーソー』】／©Shuttle_with_bobin.jpg: Audriusa【87ページ：自動織機の飛び杼】／©Nicolás Pérez【87ページ：蒸気機関】／Wikimedia Commons, URL: https://commons.wikimedia.org/wiki/File:French_retreat_in_1812_by_Pryanishnikov.jpg【91ページ：『フランスの撤退』】／BSIP SA / Alamy Stock Photo【91ページ：コロモジラミ】／Wikimedia Commons, URL: https://commons.wikimedia.org/wiki/File:Robert_Koch.jpg【93ページ：ロベルト＝コッホ】／Everett Historical / Shutterstock.com【97ページ：黄熱病専門病院の様子】／Bridgeman Images/アフロ【101ページ：船をこぐドクロの漫画】／'Actual & supposed routes of Cholera from Hindoostan to Europe', Wellcome Collection, CC BY【101ページ：感染経路の推定地図】／Wikimedia Commons, URL: https://commons.wikimedia.org/wiki/File:Snow-cholera-map-1.jpg【105ページ：ジョン＝スノウの感染地図】／Wikimedia Commons, URL: https://commons.wikimedia.org/wiki/File:John_F_Kennedy.jpg【109ページ：ケネディ大統領】／©Pete Souza, The Obama-Biden Transition Project【109ページ：オバマ大統領】／Internet Archive Book Images【109ページ：ジャガイモ飢饉の時代のイラスト】／毎日新聞社/アフロ【113ページ：紡績工場で働く女工たち】／Wikimedia Commons, URL: https://commons.wikimedia.org/wiki/File:Higuchi_Ichiyou.png【113ページ：樋口一葉】／Bridgeman Images/アフロ【121ページ：ペスト流行下の香港を描いたイラスト】／©Public Library of Science【127ページ：野戦病院】／Science History Images / Alamy Stock Photo【127ページ：看護婦たち】／Wikimedia Commons, URL: https://commons.wikimedia.org/wiki/File:Spanish_flu_death_chart.png【131ページ：死亡者のグラフ】／Wikimedia Commons, URL: https://commons.wikimedia.org/wiki/File:165-WW-269B-11-trolley-l.jpg【131ページ：路面電車】／Wikimedia Commons,URL: https://commons.wikimedia.org/wiki/File:1915-1916_-_Femme_au_travail_dans_une_usine_d%27obus.jpg【135ページ：働く女性】／Wikimedia Commons, URL: https://commons.wikimedia.org/wiki/File:Nankoin_Female_Patient.jpg【135ページ：女性患者】／Wikimedia Commons,URL: https://commons.wikimedia.org/wiki/File:FlorentineCodex_BK12_F54_smallpox.jpg【139ページ：ネイティブアメリカン】／Wikimedia Commons, URL: https://commons.wikimedia.org/wiki/File:Poster_for_vaccination_against_smallpox.jpg【139ページ：ポスター】／Wikimedia Commons, URL: https://commons.wikimedia.org/wiki/File:EbolaCycle.png【149ページ：エボラウイルスのライフサイクル】／Wikimedia Commons, URL: https://commons.wikimedia.org/wiki/File:WHredribbonNorthPortico.jpg【149ページ：レッドリボン】／Julio Etchart / Alamy Stock Photo【153ページ：スラム街】／SOPA Images Limited / Alamy Stock Photo【157ページ：PCR検査の様子】／Findlay / Alamy Stock Photo【157ページ：ソーシャルディスタンス】

監修者
河合塾世界史講師
神野正史（じんの・まさふみ）

1965年名古屋生まれ。立命館大学文学部史学科西洋史学専攻卒。世界史ドットコム（http://sekaisi.com/）主宰。学びエイド世界史鉄人講師。ブロードバンド予備校世界史講師。ネットゼミ世界史編集顧問。歴史エヴァンジェリスト。河合塾で長年にわたって教壇に立ち、つねに圧倒的な支持を受けつづけてきたベテラン世界史講師。また、TV出演、講演、雑誌取材、ゲーム監修なども多彩にこなし、著作家としても活躍している。おもな著書に『「世界史」で読み解けば日本史がわかる』（祥伝社）、『世界史劇場』シリーズ（ベレ出版）、『最強の教訓! 世界史』（PHP研究所）などがある。

イラスト図解　感染症と世界史
人類はパンデミックとどう戦ってきたか

2020年7月6日　第1刷発行

監　　修　神野正史
発 行 人　蓮見清一
発 行 所　株式会社宝島社
〒102-8388 東京都千代田区一番町25番地
編集　☎03-3239-0928
営業　☎03-3234-4621
https://tkj.jp
印刷・製本　サンケイ総合印刷株式会社

ISBN978-4-299-00647-9